CB137400

A ÚLTIMA TRAGADA

A ÚLTIMA TRAGADA

Celso Lopes de Souza

editora HARBRA

Diretor Geral: Julio E. Emöd
Supervisão Editorial: Maria Pia Castiglia
Edição de Texto: Silvia Ricardo
Assistente Editorial: Grasiele L. Favatto Cortez
Revisão de Provas: Ana Lúcia Mendes Antonio
Editoração Eletrônica: Fernanda Rezende Horácio
Capa: Fernando Mendes
Fotografias da Capa: Hannes Hepp/GETTY IMAGES
Don Farrall/GETTY IMAGES
Impressão e Acabamento: RR Donnelley Moore

Dados Internacionais de Catalogação na Publicação (CIP)
(Câmara Brasileira do Livro, SP, Brasil)

Souza, Celso Lopes de
A última tragada / Celso Lopes de Souza. -- São Paulo : HARBRA, 2005.

ISBN 85-294-0296-0

1. Tabaco – Aspectos psicológicos – Obras de divulgação 2. Tabaco – Efeito fisiológico – Obras de divulgação 3. Tabaco – Hábito I. Título.

05-4506 CDD-613.85

Índices para catálogo sistemático:

1. Cigarro : Abuso : Prevenção : Higiene : Ciências médicas 613.85
2. Cigarro e saúde : Higiene : Ciências médicas 613.85
3. Fumo : Vício : Ciências Médicas 613.85
4. Tabagismo : Higiene : Ciências médicas 613.85

A ÚLTIMA TRAGADA
Copyright © 2005 por **editora HARBRA ltda.**
Rua Joaquim Távora, 629 – Vila Mariana – 04015-001 – São Paulo – SP
Promoção: (0.xx.11) 5084-2482 e 5571-1122. Fax: (0.xx.11) 5575-6876
Vendas: (0.xx.11) 5549-2244, 5084-2403 e 5571-0276. Fax: (0.xx.11) 5571-9777

Todos os direitos reservados. Nenhuma parte desta edição pode ser utilizada ou reproduzida – em qualquer meio ou forma, seja mecânico ou eletrônico, fotocópia, gravação etc. – nem apropriada ou estocada em sistema de banco de dados, sem a expressa autorização da editora.

ISBN 85-294-0296-0

Impresso no Brasil *Printed in Brazil*

Sumário

Prefácio

A história do tabaco remete à descoberta do Novo Mundo por Cristóvão Colombo; os europeus logo se interessaram por aquela planta cuja fumaça era inalada pelos nativos americanos. Levada para a Europa, seu uso logo se disseminou na forma de fumo para cachimbo, rapé, tabaco para mascar e charuto. Acreditava-se que possuía propriedades calmantes e que, mascado, o tabaco aplacava dor de dente.

Mas para tornar-se uma epidemia, no século XX, duas coisas foram necessárias: a industrialização do tabaco a partir do fim do século XIX e a publicidade. Estes dois fatores moldaram a forma como o ser humano se relacionaria com o tabaco no último século, por meio do principal produto da indústria tabagista: o cigarro.

O processo industrial tornou o cigarro barato e mais acessível, já que é um produto de fácil distribuição e armazenamento, e propicia um uso mais simplificado do que as formas até então disponíveis do tabaco (rapé, charuto, cachimbo).

Através da publicidade, a indústria do cigarro difundiu seu uso pelo mundo, independentemente da classe social ou do gênero. Fumar virou moda. De fato, a indústria soube conquistar o coração dos soldados aliados na Segunda Guerra Mundial, ao enviar para eles, no *front*, milhões de cigarros, que eram recebidos gratuitamente como parte da sua ração diária – quando voltaram da guerra, permaneceram como uma clientela fiel. A indústria soube também conquistar o coração das mulheres, fazendo-as crer que o ato de fumar é extremamente charmoso. Ainda hoje, em nosso país, o consumo de cigarros continua crescendo entre as mulheres, enquanto desacelera entre os homens.

O coração dos jovens foi igualmente conquistado pela indústria, ao apresentar o cigarro como o passaporte para o mundo adulto, além de associar o seu uso a comportamentos e ideais típicos da adolescência, como esportes radicais e o desejo de liberdade e sucesso. Prova do sucesso da estratégia empregada pela indústria é o fato de que 90% dos fumantes se tornam dependentes da nicotina antes dos 19 anos de idade. Os adolescentes são mais influenciáveis e, portanto, mais vulneráveis à publicidade; é mais difícil fazer alguém se viciar no cigarro na idade adulta, se não tiver fumado na adolescência. Os jovens são vistos como um contingente de reserva para a indústria, pronto para substituir o contingente de adultos que morrem a cada ano devido às conseqüências do tabagismo.

Foi a própria indústria quem descobriu que o cigarro vicia e que cada cigarro precisa ter pelo menos 0,5 mg de nicotina para viciar. A introdução dos baixos teores foi outra estratégia perniciosa, já que mantinha os fumantes viciados através do aumento da absorção pulmonar de nicotina e não reduzia os danos causados pelos cigarros normais. Segundo a Organização Mundial de Saúde, o consumo de cigarros mata 4 milhões de pessoas por ano no mundo, uma verdadeira epidemia global. Mais de 60 mil pesquisas comprovam a relação causal entre o consumo de cigarro e doenças graves como câncer de pulmão (90% dos casos), enfisema pulmonar (80%), infarto do miocárdio (25%), bronquite crônica e derrame cerebral (40%). Tais fatos alimentaram a luta contra o tabagismo no mundo todo, levando diversos países a considerar o tabagismo um problema de saúde pública e a desenvolver diversas estratégias para combatê-lo, entre elas: proibir ou restringir a publicidade do cigarro, elevar a taxação sobre o cigarro, estimular o tratamento da dependência da nicotina.

A luta contra o tabagismo dever ser travada por governos, em todos os níveis de poder, por organizações não-governamentais dedicadas à saúde pública, por escolas e demais instituições da vida civil. Mas a luta contra a dependência da nicotina é, antes de tudo, uma luta individual. E, para esta, este livro é um excelente manual de combate. Dr. Celso tem a habilidade de transformar erudição em conhecimento prático, amparado pela experiência pessoal de ser um ex-tabagista. Através de um raro didatismo, fornece estratégias simples, criativas e eficazes, que têm o poder de transformar a batalha contra o tabaco em uma luta estimulante e sadia, uma verdadeira "arte da guerra"; suas palavras elevam o moral do combatente e o mantém alerta contra os perigos da batalha. Um livro fundamental para todos aqueles que desejam ou precisam parar de fumar.

Marcos Romano
Médico psiquiatra
Especialista em Dependência Química pela UNIFESP/EPM
Coordenador do Ambulatório de TDAH da UNIAD/UNIFESP

Agradecimentos

Ao meu avô, cuja lembrança me torna um homem melhor.

À minha mãe, que sempre foi um porto de amor.

Ao meu pai, uma vítima do cigarro.

Aos meus irmãos, que descobriram o mundo comigo.

Aos meus sobrinhos, que a cada dia me mostram que a verdadeira sabedoria está na inocência das crianças.

Aos meus amigos, em especial a Eduardo Calbucci, companheiro incondicional.

Aos meus pacientes, que me ensinaram tanto.

A minha filha Júlia, que torna tudo novo.

E à minha esposa, Fernanda, que, além de tantas coisas boas, ainda me fortalece com a paz de seu amor.

Uma breve tragada

Se alguém descobrisse um tratamento que reduzisse drasticamente as chances de um indivíduo desenvolver câncer, derrames cerebrais, doenças cardíacas, doenças pulmonares e mais uma lista de enfermidades, esse cientista seria aclamado pelo mundo como um dos maiores benfeitores da humanidade.

Felizmente não é preciso esperar o nascimento desse gênio. **O simples ato de parar de fumar traz todos esses benefícios aos que fumam.**

Estima-se que haja mais de um bilhão de fumantes: a maioria esmagadora deseja parar de fumar e, de maneira geral, sabe de todos os malefícios à saúde que o fumo provoca. Mas, mesmo assim, não consegue largar o tabaco.

Você já deve ter ouvido (ou mesmo dito para si e também para outras pessoas): *Amanhã eu vou parar de fumar*. Uma decisão muito freqüente próximo à passagem do ano novo ou quando algum conhecido adoece gravemente, e muitas vezes acaba falecendo vítima do cigarro. Mas o tempo passa e adiamos a data da última tragada do derradeiro cigarro. Repetimos para nós mesmos: dentro em breve, eu paro. Só que esse *tal* dia fica cada vez mais longínquo.

Há os que não param de fumar em virtude de estarem com uma carga grande de trabalho, passando por algum estresse emocional na vida particular, aguardando uma promoção, com medo de perder o emprego, prestando vestibular, entre milhares de outras situações.

Na minha experiência profissional posso afirmar que na maioria dos casos não há momento ideal para se deixar o tabaco como muitos (romanticamente) apregoam. Sempre teremos problemas que nos rodeiam e estresses causados por atitudes de terceiros que independem da nossa vontade. A melhor época para se livrar do tabaco é o momento em que você *decide* fazê-lo e segue em frente com sua determinação. Mas é preciso ter claro que essa decisão é difícil de ser tomada e que não se trata de força de vontade, que alguns têm e outros não. Não é uma questão apenas de querer, na qual os fortes saem vitoriosos e os fracos, derrotados. Ao contrário. Essa visão simplista é errônea, e a idéia de fracasso pessoal diante de um desafio costuma ser um forte aliado do cigarro. Na realidade, trava-se uma batalha contra o cigarro e a *dependência que ele provoca*.

Aqueles que acreditam que a decisão de parar de fumar significa decidir por não ter mais *vontade* de fumar jamais se sentirão prontos. **O que devemos decidir é o momento de encarar e resistir a essa "vontade".**

Minha história

O término de meu internato médico foi um dos períodos mais conturbados de minha vida. Além dos infindáveis plantões, dava aulas de química em um curso pré-vestibular e escrevia um livro didático para o Ensino Médio. Apesar de tudo ter sido cumprido conforme o planejado, isso me custou muito. Naquele momento, passei a fumar mais de um maço de cigarros por dia; dormia em média três horas por noite, exceto aos sábados e domingos – dias que eu praticamente não dormia, pois dava plantões. O resultado não poderia ter sido outro: uma depressão profunda.

Durante minha convalescença, decidi que não fumaria mais e senti na pele o "luto" que a falta do cigarro provocava. Como fumava *há apenas quatro meses,* não conseguia aceitar esse fato.

Jamais esquecerei a explosiva mistura de depressão com abstinência de nicotina... Felizmente, superei ambas.

Se, por um lado, vivi um pesadelo, por outro isso despertou em mim um enorme desejo de compreender os mecanismos que tornam algumas substâncias tão "desejadas" pelo nosso organismo, como é, especificamente, o caso da nicotina. Passei a devorar os livros que tratavam do assunto, vasculhei a enorme quantidade de artigos recentes que abordavam o problema da dependência da nicotina, visitei centros de tratamento no Brasil e nos Estados Unidos, procurei, enfim, tornar-me um especialista nessa área.

Hoje, além de escrever para livros médicos especializados e dirigir uma clínica antitabagista, ministro palestras que já foram ouvidas por mais de 10.000 pessoas, inclusive muitos adolescentes.

Chega a ser curioso que a sombra que fora lançada sobre mim tenha me mostrado a direção da luz. Minha tragédia pessoal tornou-se o alicerce de minha realização.

Este breve relato não tem a intenção de importuná-lo com minha história, mas apenas ganhar sua confiança. A "pequena baforada" de minha experiência e as incansáveis horas que compartilhei com centenas de pacientes confirmam que a aliança que se estabelece entre o ser humano e o cigarro é extremamente forte.

Não conseguir parar de fumar não é nenhum demérito ou falta de "vergonha na cara". O tabagismo é uma doença.

Se você é fumante e se sentiu na defensiva, dizendo: "Eu não sou um doente", entendo-o perfeitamente. Mas não precisamos nos culpar pelas regras do nosso organismo.

Se você acredita que "pode parar de fumar a hora que quiser", não está percebendo que essa atitude perpetua o uso do cigarro. Qualquer droga de abuso carrega consigo a crença do autocontrole: "Fumo. Quando me der na telha, eu paro".

Agora, se você já percebeu o "poder" que a nicotina e o ato de fumar exercem sobre nós, então você está no primeiro degrau da escalada que terá de enfrentar para se livrar do tabagismo. É preciso que você conheça a batalha que está por vir e prepare seu espírito para enfrentá-la. Imagine um corredor que inicia uma corrida e poucos metros depois se depara com uma inesperada barreira: "Droga, o que essa barreira faz em meu caminho?". Mais alguns metros, outra barreira, e assim até o final da prova. O aborrecimento em cada barreira inesperada faz com que se perca o foco da atenção, desperdiçando-se assim uma energia valiosa. Mas começar a corrida sabendo que se trata de uma prova com barreiras muda completamente a perspectiva e, por extensão, as estratégias para enfrentá-la.

Nossos próximos passos dirigem-se para o conhecimento das "estratégias e fraquezas" do **tabaco**. Esse conhecimento é o primeiro pré-requisito para o planejamento de nossas estratégias e a identificação de nossas fraquezas para superar o tabagismo.

Um raro prazer

Acendo um cigarro (...)
E saboreio no cigarro a libertação
de todos os meus pensamentos.
Sigo o fumo como uma rota própria,
e gozo, num momento sensitivo e competente,
a liberação de todas as especulações
e a consciência de que a metafísica
é uma conseqüência de estar mal disposto.
Depois deito-me para trás na cadeira
e continuo fumando.
Enquanto o destino mo conceder, continuarei fumando.

Trecho do poema *Tabacaria*, de Álvaro de Campos, heterônimo de Fernando Pessoa.

Pegar um cigarro (senti-lo entre os dedos, analisar sua consistência, apreciar seu cheiro, acendê-lo com uma suculenta golfada de fumaça aquecida) possibilita que se abra um parêntese no tempo. Cria um período de atenção intensificada e um sentimento de controle evocados pelo ritual do fogo, da fumaça, da brasa. Um não-fumante jamais entenderá e concordará com essa descrição...

O fumar mata o tempo e, nesse momento, não importa se o passatempo é suicida. Machado de Assis, em seu livro *Memórias póstumas de Brás Cubas*, traz uma observação que bem se aplica a esse passatempo: "Matamos o tempo; o tempo nos enterra".

O ato de fumar é um prazer popular e universal, presente no mundo tanto erudito quanto popular, celebrado em prosa e poesia, em fotos, em pinturas e no cinema. Para os amantes da música brasileira, a imagem do poeta e compositor Vinicius de Moraes, eternizado em sua parceria com Tom Jobim em *Garota de Ipanema*, parece ser indissociável de seu cigarro. Por décadas, os filmes hollywoodianos estavam repletos de belas atrizes e viris atores contracenando com seus cigarros acesos, de uma maneira elegante, charmosa. O cigarro os diferenciava e os tornava ainda mais glamurosos. Em muitos filmes os cigarros são tão predominantes e insistentes que chegam a assumir uma personalidade própria.

Para os jovens, em especial, fumar era considerado um ato de rebeldia, uma contestação; hoje pode ser visto como uma ocasião que mistura sensações de independência, transgressão e sentimento de culpa – a falsa liberdade suscitada pelo cigarro convive com a incômoda idéia do uso de algo prejudicial.

O médico e o monstro

O cigarro, em nosso organismo, pode produzir efeitos contraditórios como excitação e tranqüilidade. Isso faz da nicotina um "pau para toda obra". Os sentimentos de ansiedade e insegurança são amenizados pelo cigarro e por sua fumaça "mágica". São clássicos os casos do pai que fuma à espera do nascimento do filho na sala de parto ou do viajante que fuma compulsivamente antes de entrar no avião.

Por outro lado, um comportamento depressivo e sonolento é combatido com tragadas profundas...

Dessa forma, temos a sensação de que o cigarro se integra perfeitamente à vida das pessoas – o que o torna extremamente sedutor! Com certeza você associa o cigarro ao café, ao final de uma refeição, à cerveja com os amigos, à espera pelo ônibus. Você o associa a emoções fortes, em especial raiva e frustração, mas também a ansiedade, tristeza e mesmo grandes alegrias.

O prazer de fumar

Não acredito que o Dr. Celso tenha me encomendado esta crônica com o intuito de me fazer refletir de forma mais ordenada e ponderada sobre meu vício tabagista. Mas bem que poderia ser, pois, para algumas pessoas, escrever sobre um problema pessoal é um modo de ajudar a solucioná-lo ou eliminá-lo das preocupações.

Fumo desde a adolescência e lá já se vão três décadas e mais cinco janeiros! Era muito charmoso fumar naqueles tempos, e daí surgiu o primeiro prazer. Meus ídolos do cinema fumavam e eu queria ser como alguns deles. Fumar indicava masculinidade e sinalizava que não se era mais criança. Isso dava prazer! Muitos pais viam nesse hábito, que logo se tornava em vício, um tipo de emancipação do filho. Criavam-se alguns conflitos. A percepção de tudo isso dava prazer.

Embora eu esteja absolutamente vacinado contra qualquer tipo de jogos de azar – chegando mesmo a detestá-los –, observo algumas semelhanças psicológicas entre mim e o jogador incorrigível. Dentre essas semelhanças, o desafio da aposta. Sinto que todos apostam que eu vou desenvolver câncer, enfisema pulmonar e doenças cardíacas, e eu aposto que não. A sensação deste desafio dá prazer.

Para combater a solidão, a ansiedade, o cansaço, e os dissabores, conto com o cigarro como companheiro de fuga. Avisam-me que é um falso amigo, mas relembro tantos falsos amigos que tive na vida e que, estes sim, me mataram um pouco. Assim a parceria com o cigarro dá prazer. Da mesma forma que o vício ajuda a combater os efeitos das maldades cotidianas, ele também compõe os momentos de alegria, de sucesso, de alto-astral. Dá prazer!

Todo fumante inveterado conhece e sabe de cor os riscos que podem advir da fumaça. Zombam à sorrelfa das propagandas

➢

antitabagismo, mesmo porque todas elas parecem ser criadas por pessoas que odeiam fumantes e os tratam como criminosos. Suas mensagens rancorosas e ameaçadoras parecem satisfazer mais os não-fumantes. Desobedecer ao apelo dá prazer.

Quase todo fumante sabe ou intui que é doente. Sabe que a sua doença é a dependência química da nicotina. Há quem goste de ser doente, e isso dá um certo prazer. A maioria dos fumantes, todavia, sonha parar de fumar e tem certeza de que um dia conseguirá. Essa espera dá prazer. Ele se sente um náufrago absolutamente solitário e tem escondidas esperanças de que alguém, algum dia, irá resgatá-lo, que um anjo virá libertá-lo. Essa esperança dá prazer.

Wilson Liberato

Entretanto, é certo – e o tempo mostra que não há exceções – que o prazer de fumar não é impune. Cedo ou tarde surgem alguns pigarros, tosse, gripe forte, a discriminação pelo cheiro e pelas atitudes, um senso de inferioridade no lugar da vaidade de outrora.

Esses eventos são as raízes do **desejo de parar de fumar**.

Nas primeiras tentativas de parada, as garras do tabagismo afloram. A ausência do cigarro provoca um sentimento áspero de saudade, um orgasmo às avessas. O criador não consegue viver sem a sua criatura. Logo, sucumbe-se. Um cigarro é aceso. Lamento e euforia se misturam com a fumaça. Nesse momento, o lado romântico oscila com uma face deformada. Alguns passam a odiar o cigarro.

O problema é que o ódio à droga não é de maneira alguma incompatível com continuar a fumar; ele serve apenas de pretexto para se fumar continuamente o "último cigarro". Aliás, fumar repetidamente o "último cigarro" não só permite ao fumante preservar uma atitude heróica, como também oferece o "sabor" mais intenso. Os últimos cigarros passam a ser os mais desejados.

Atração fatal

A idéia de ficar sem o cigarro provoca pânico e desamparo. O fumante se previne obcecadamente de qualquer eventualidade que possa interromper o pronto suprimento de cigarros. Uma madrugada chuvosa não é empecilho para sair de casa e comprar um maço deles. Em alguns casos, a situação é constrangedora. Veja essa história que aconteceu com um paciente – presidente de uma grande empresa – relatada pela esposa:

> Eu e meu marido fomos aos Estados Unidos em um vôo bastante longo. Ele sempre foi um homem ponderado, mas nessa viagem revelou uma faceta até para ele mesmo desconhecida.
>
> Depois de muitas horas sem fumar, seu desespero era de tal ordem que decidiu ir ao banheiro e acender um cigarro, apesar dos detectores de fumaça instalados nos banheiros dos aviões. Obviamente, ao acender o cigarro ele ativou o sistema instalado. A aeromoça bateu na porta e pediu para que ele saísse, no que foi atendida depois de ele ter dado várias baforadas. Ele foi severamente advertido para que aquilo não se repetisse. Cabisbaixo e envergonhado, voltou ao seu assento.
>
> Algum tempo depois, em virtude da fissura pelo cigarro, valeu-se da mesma estratégia. Dessa vez, porém, ao abrir a porta do banheiro o aguardava o comandante do avião profundamente irritado. Ele o ameaçou de prisão. Para ter certeza de que meu marido não repetiria tal ato, levou-o para a cabine, obrigando-o a ficar sentado ali pelo resto do vôo...

A dependência sobrepuja muitas vezes a racionalização até mesmo de grandes pensadores. Em seu famoso livro *L'être et lê néant (O ser e o nada)*, o filósofo francês Jean-Paul Sartre faz uma referência explícita à sua própria biografia:

> *Alguns anos atrás, fui levado a decidir parar de fumar. O começo foi difícil, e, na verdade, eu não me importava tanto com o gosto do tabaco que perderia quanto com o significado do ato de fumar. Toda uma cristalização ocorreu. Costumava fumar em apresentações, durante o trabalho de manhã, à noite depois do jantar, e me pareceu que, parando de fazê-lo, subtrairia parte do interesse da apresentação, parte do sabor do jantar, parte do frescor vívido do trabalho matutino. Independente do evento inesperado com que me deparasse, parecia-me fundamentalmente empobrecido assim que o recebia sem estar fumando. (...)*
>
> *Através do tabaco que eu fumava, era o mundo que estava queimando, que estava sendo fumado, que reabsorvia a si mesmo em vapor e tornava a me penetrar. Para manter minha decisão de parar, tive de realizar uma espécie de descristalização, isto é, sem exatamente perceber, reduzi o tabaco a si mesmo: uma folha que queima. Rompi os elos simbólicos com o mundo, convenci-me de que não estaria subtraindo nada do teatro, da paisagem, do livro que estava lendo, se os considerasse sem o meu cachimbo; isto é, finalmente percebi haver outras maneiras de possuir esses objetos além dessa cerimônia de sacrifício. Assim que fiquei convencido disso, meu remorso reduziu-me à insignificância: lamentei não ter sentido o cheiro da fumaça, o calor entre os meus dedos etc. Mas repentinamente meu remorso foi apaziguado e se tornou suportável.*

Infelizmente, Sartre voltou a fumar pouco depois. No final da vida, sofrendo de distúrbios circulatórios e contrariando "ordens" médicas, Sartre fumou e bebeu obstinadamente. Mal conseguia segurar o cigarro na boca, solicitava que o auxiliassem a fumar. Os médicos prescreveram calmantes, mas não obtiveram sucesso (hoje sabemos que calmantes pouco ajudam na abstinência da nicotina).

A situação vivida pelo grande intelectual francês é muito mais comum do que possamos imaginar. Quantas pessoas não morrem em situação semelhante? Quantos precisam parar de fumar e, assim mesmo, com risco de vida não o conseguem? Quantos ainda não perceberam a gravidade de seu estado de saúde e se negam a procurar ajuda para parar de fumar?

Um amargo sabor

Gostaria de iniciar esse capítulo com um texto escrito por um amigo, cuja mãe faleceu de câncer de pulmão.

Sobre o livre-arbítrio e o espetáculo do mundo

Disseram-me que houve uma época em que fumar era algo charmoso, sofisticado e glamouroso. Fumava-se no cinema, na televisão, nas propagandas. Afirmava-se que o cigarro era inofensivo para a saúde e, mais do que isso, que ele fazia até bem, pois era relaxante.

Bem, eu não vivi essa época. Quando nasci, em meados dos anos 70, ou melhor, quando comecei a ter alguma consciência do "espetáculo do mundo" – para usar a belíssima expressão de Pessoa –, já no princípio dos anos 80, a Anistia tinha colocado fim à repressão militar, a seleção de Telê perdia a Copa de 82, o Rock in Rio influenciava toda uma geração, e eu, do alto dos meus sete ou oito anos, já percebia que alguma coisa tão malcheirosa quanto um pouco de fumo enrolado num papel não podia ser benéfica para a saúde.

É claro que meu olfato infantil poderia estar enganado. Na época, eu não gostava do cheiro de certos peixes, como salmão e bacalhau, e hoje sou aficionado por frutos do mar. Mas o fato é que minhas sensações pueris não me desmentiram ao longo de minha vida...

Não sou especialista para ficar enumerando os malefícios do cigarro. Nem especialista, nem doutrinador. Sou – isto sim – um apaixonado pela reflexão. Por isso, sempre me indignei com o fato de algumas pessoas, cientes dos cruéis males provocados pelo cigarro, trocarem a própria vida por um prazer, para mim, tão heterodoxo. Como é possível abrir mão do "espetáculo do mundo" em nome de umas baforadas?

Algum fumante de plantão poderá então me dizer que Deus nos deu o livre-arbítrio e cada um que o utilize como convier. É verdade. Mas, se quisermos ficar no mundo das metáforas religiosas, foi esse mesmo livre-arbítrio que, mal dimensionado, gerou o Pecado Original e, por extensão, tudo o que veio com ele. Já outro fumante – ateu, como eu – falará que essa história de Pecado Original é bobagem e que o livre-arbítrio é umas das bases da sociedade democrática. É verdade também. Mas, se ficarmos no terreno das analogias políticas, é o excesso de livre-arbítrio de alguns que leva ao autoritarismo e, com isso, à falta de liberdade de muitos.

Eduardo Calbucci

O que leva as pessoas a darem a primeira tragada? Eis aí um problema de grande complexidade. Mesmo sendo divulgado intensamente os malefícios do cigarro, as pessoas experimentam (e passam a gostar de) fumar.

O cigarro, para a grande maioria dos fumantes, não tem um sabor agradável como o chocolate tem, por exemplo, para as crianças. A primeira experiência de fumar não se parece com brincar, mas com um ato sério, seguido de repugnância, enjôos e dores de cabeça. Nada que lembre um sabor agradável.

A nicotina anuncia o seu lado venenoso logo nas primeiras tragadas, mas "induz" o nosso organismo a desejá-la.

Concordo com a indústria de cigarro quando afirma que ninguém tem o direito de fazer suas escolhas por você. É a isso que chamam liberdade: o ideal mais importante na vida de qualquer um. Começar a fumar, ou não, é uma escolha pessoal. Entretanto, parar de fumar deixou de ser uma simples escolha para a maioria dos fumantes. Convenhamos, isso não é ser *free* – fumar causa dependência, vicia, deixa-nos enjaulados.

Repare que é a primeira vez estou usando as palavras *dependência* e *vício*. Confesso que não gosto desta última, porque, infelizmente, ela tem uma conotação exageradamente negativa. Em inglês, há uma palavra que significa "vício", mas não carrega nenhum significado pejorativo; ela designa apenas uma doença. O termo é *addiction,* traduzido por muitos como *adicção.*

Como até mesmo os médicos não especialistas fazem confusão com alguns termos, vamos defini-los com cuidado dentro do contexto deste livro.

Denomina-se *dependência* o conjunto de adaptações *fisiológicas* que as células sofrem após o uso repetido de uma substância. Caso seja interrompida a administração da droga, ocorrerá uma *síndrome de abstinência,* que se caracteriza por reações físicas geralmente desagradáveis e potencialmente graves.

Já a *adicção* remete a um **padrão de comportamento** caracterizado por um envolvimento excessivo com o uso da droga (lembre-se: a nicotina é considerada droga). Nesse caso, o indivíduo necessita da substância e faz de tudo para consegui-la. Se houver interrupção do uso, ele apresenta grande tendência a buscá-la. Na maioria dos casos não há *adicção* sem *dependência*, mas há *dependência* sem *adicção.*

Por exemplo, um indivíduo que apresenta *diabetes* e necessita de insulina é reportado como um *insulino-dependente*. Caso seja interrompido o fornecimento de insulina, os níveis de glicose no sangue aumentarão, podendo produzir conseqüências sérias, no organismo da pessoa. Esses pacientes, apesar de serem *de-*

pendentes da insulina, não são *adictos* a ela, ou seja, não apresentam um **comportamento** compulsivo para conseguirem a insulina a qualquer custo.

Em relação ao cigarro, **o fumante** é ***dependente*** e ***adicto*** **da nicotina.**

Como qualquer outra *substância de abuso*, a nicotina apresenta graus diferentes de *dependência* e *adicção*, que variam de indivíduo para indivíduo.

É bem verdade que essa leitura ganhou ares técnicos: dependência, adicção, adicto... Mas estamos diante de uma guerra e precisamos conhecer fartamente o terreno que iremos percorrer. Não podemos subestimar nosso inimigo, principalmente porque parte de nosso cérebro estará lutando por ele. Em outras palavras: **travar uma guerra contra a dependência e a adicção é lutar contra nós mesmos.**

Conhecendo as manobras do inimigo

A pesquisa, aliada à tecnologia, nos oferece continuamente informações mais precisas para que possamos compreender alguns mecanismos de interação entre a nicotina e o cérebro. Isso permite elaborar estratégias medicamentosas para combater o tabagismo.

É importante que você conheça como a nicotina age em nosso cérebro – você ficará impressionado com os efeitos do fumo sobre o sistema nervoso. Há ainda uma importante constatação bem pouco difundida: parte dos prazeres proporcionados pela nicotina é uma **fraude**! É isso mesmo: a nicotina nos engana!

Nosso cérebro tem aproximadamente 100 bilhões de células nervosas, chamadas neurônios, que formam entre si mais de 100 trilhões de conexões. Nessas conexões, conhecidas por *sinapses*, um neurônio não encosta no outro. A comunicação se dá por substâncias químicas que preenchem o espaço entre eles: os *neurotransmissores* (figura 1).

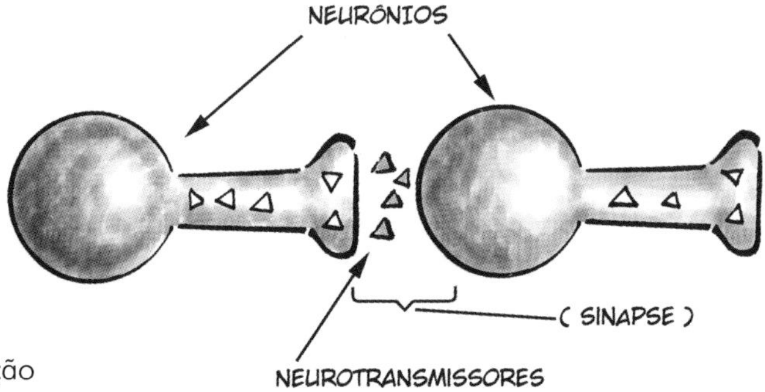

Figura 1: Representação esquemática de dois neurônios, sinapse e neurotransmissores.

Uma infinidade de reações químicas está ocorrendo em seu cérebro no exato momento da leitura dessas linhas. Todas as nossas ações e pensamentos são reflexos de uma maravilhosa orquestração dessas células nervosas.

A descoberta de alguns eventos que ocorrem na sinapse tem sido o grande foco da psicofarmacologia moderna. A maioria dos medicamentos que atua no sistema nervoso tem as sinapses como alvo inicial.

Comunicação entre neurônios

A comunicação de um neurônio com o outro se dá pela liberação de neurotransmissores (acetilcolina, serotonina, noradrenalina, dopamina etc.) na região da sinapse. Esse é o primeiro sinal que um neurônio envia quando quer se comunicar com outro (figura 2).

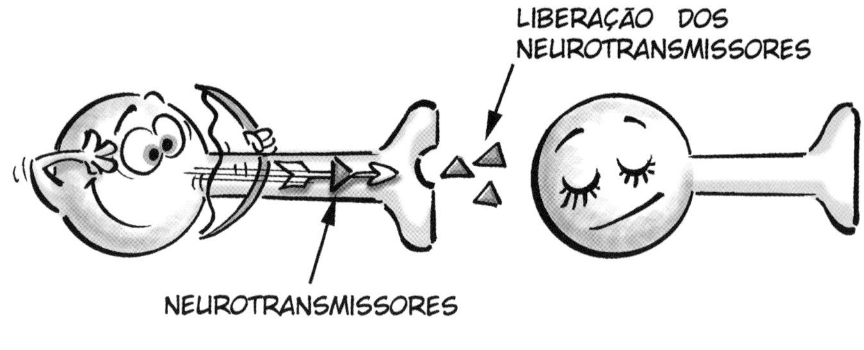

Figura 2: Liberação de neurotransmissores por parte do primeiro neurônio.

O próximo neurônio (segundo neurônio), no entanto, para captar o sinal, precisa que seus *receptores* (que nada mais são do que encaixes moleculares) se liguem aos neurotransmissores liberados pelo primeiro. Quando ocorre o encaixe do *neurotransmissor com o receptor*, o segundo neurônio "acorda" e encaminha a mensagem para frente por esse mesmo processo. O mecanismo se repete para as próximas células nervosas (veja figura 3).

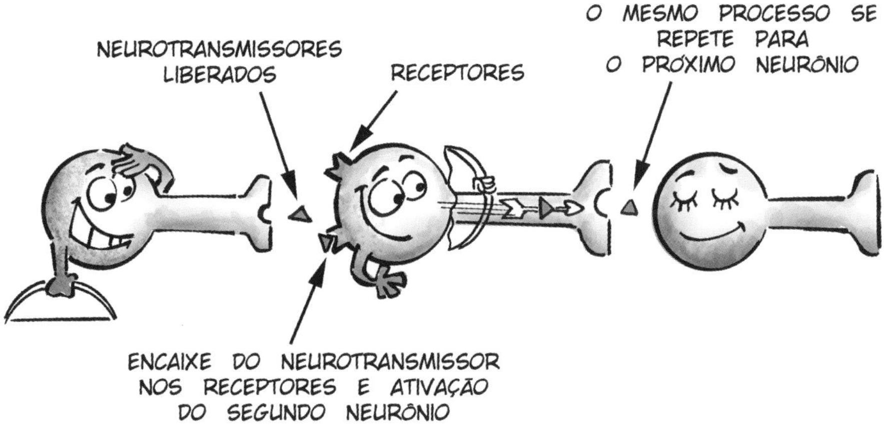

Figura 3: Propagação do impulso nervoso.

O final desse "telefone sem fio" é um músculo contraindo, uma glândula secretando seus hormônios, uma risada, um choro incontrolável; enfim, é o mecanismo químico que gera as ações, emoções e pensamentos.

"Avenidas" cerebrais

Nosso cérebro apresenta várias "avenidas" neuronais, ou seja, várias seqüências de neurônios. Cada avenida é especializada em uma função: há avenidas que controlam movimentos musculares, sensações de medo, prazer etc. A que nos interessa é a "avenida do prazer", chamada pelos especialistas de *via mesolímbica*.

Quando os neurônios dessa avenida são ativados, ocorre uma sensação de prazer. O neurotransmissor final dessa via é a dopamina, razão pela qual alguns consideram essa substância como o neurotransmissor do prazer (veja a figura 4, na página seguinte).

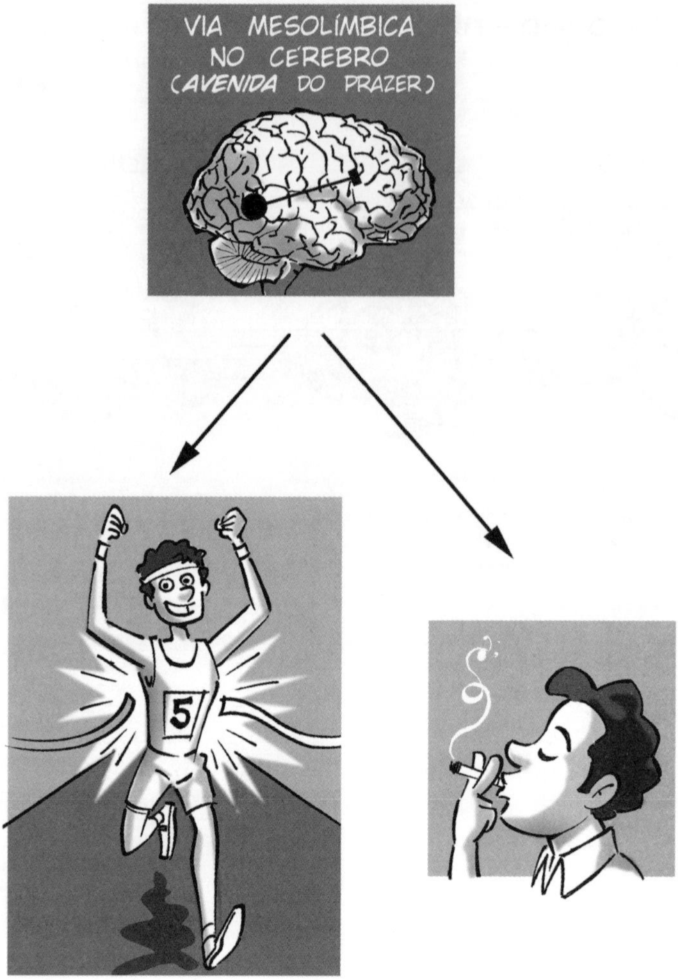

Figura 4: A ativação da via do prazer faz com que seja liberada dopamina. Isso produz uma sensação de recompensa, quer seja natural ou induzida por droga.

Portanto, a liberação de dopamina na via do prazer é um dos mecanismos envolvidos nas sensações que temos ao escutarmos uma boa música, ao ganharmos alguma competição, ao fumarmos um cigarro etc.

O cérebro tem um fantástico sistema de freios que regula toda essa maquinaria. Qualquer descontrole pode resultar em doença.

A nicotina entra em cena

Alguns segundos depois de uma tragada, a nicotina atinge o sistema nervoso. Como se parece muito com um neurotransmissor (a acetilcolina), a nicotina ganha acesso a todas as regiões do cérebro e passa a ativar vias que são normalmente ativadas pela acetilcolina.

Apesar da via do prazer despejar, ao final, dopamina, ela é ativada pela acetilcolina, o que significa que ela também pode ser ativada pela sua impostora: a nicotina (figura 5).

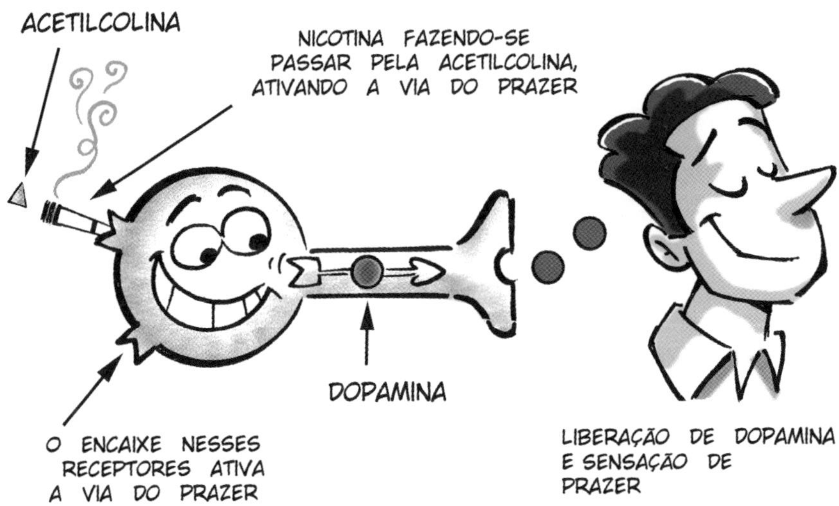

Figura 5: A nicotina, fazendo-se passar pela acetilcolina, também consegue ativar a via do prazer.

Vários trabalhos demonstraram que a dependência à nicotina – e à maioria das drogas de abuso – está relacionada com adaptações que ocorrem nessa via. Quando a nicotina libera dopamina na via do prazer, têm-se as sensações prazerosas observadas pelo fumante.

Mas algum sistema faz com que a liberação de dopamina seja bem mais sutil no ato de fumar.

Estudos recentes demonstraram o sistema perverso de que a nicotina lança mão para perpetuar a dependência sem grandes repercussões comportamentais – sem grande liberação de dopamina. A pesquisa mostrou que a nicotina, logo após fazer liberar dopamina, **trava o funcionamento da via do prazer por cerca de trinta minutos** (figura 6).

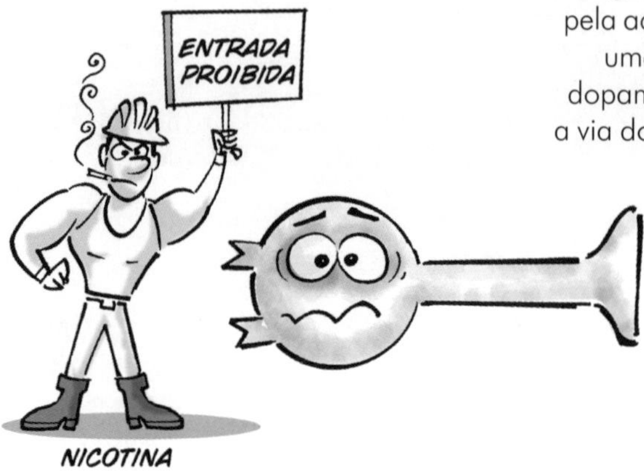

Figura 6: Após se passar pela acetilcolina e provocar uma ligeira liberação de dopamina, a nicotina trava a via do prazer por cerca de trinta minutos.

Com os receptores travados, **a quantidade de dopamina começa a cair progressivamente, levando a um desconforto depois do"prazer"** (figura 7).

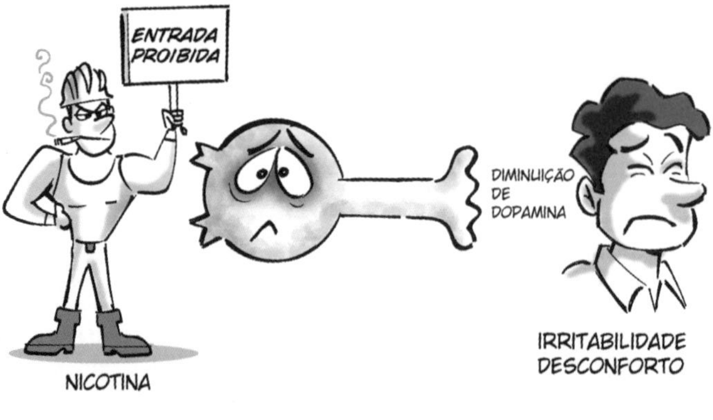

Figura 7: Após a ligeira sensação de prazer, o travamento da via faz com que a quantidade de dopamina comece a diminuir. A conseqüência disso é um desconforto progressivo, que terá o seu ápice trinta a quarenta minutos após as primeiras tragadas.

Para se adaptar a essa situação, o cérebro, numa tentativa desesperada, produz novos receptores responsáveis pela liberação de dopamina. A idéia é normalizar os níveis do neurotransmissor do prazer; caso contrário, uma depressão grave se instala (figura 8).

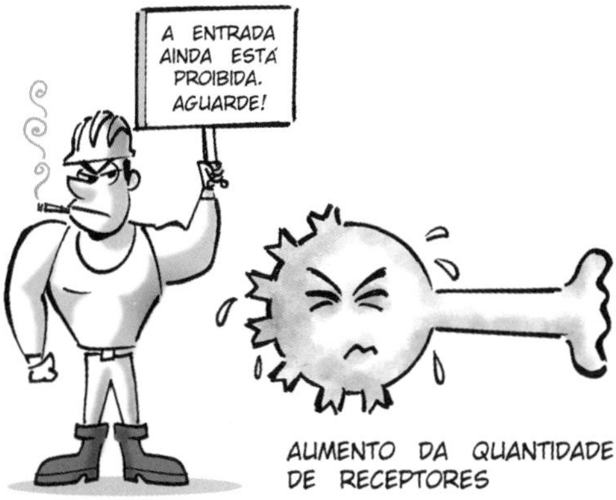
A ENTRADA AINDA ESTÁ PROIBIDA. AGUARDE!
AUMENTO DA QUANTIDADE DE RECEPTORES

Figura 8: Com os receptores de dopamina travados pela nicotina, o cérebro disponibiliza maior quantidade de receptores numa tentativa desesperada para conseguir liberar dopamina e impedir a depressão.

Mas, como foi dito, a nicotina trava a avenida **temporariamente.** Após cerca de trinta minutos, a via é liberada. **Só que agora temos um número muito maior de receptores em que a nicotina pode se encaixar** (figura 9).

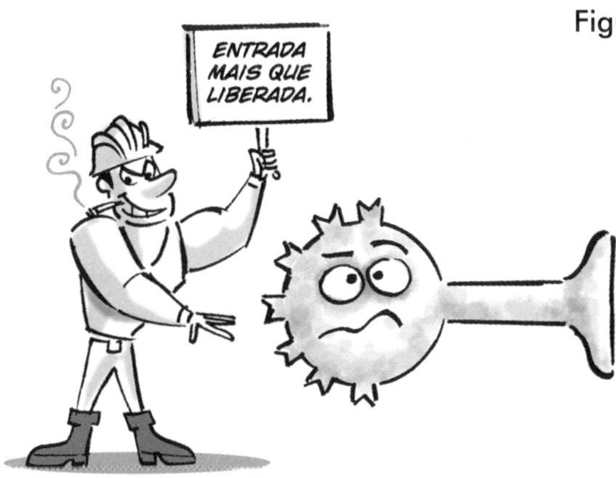
ENTRADA MAIS QUE LIBERADA.

Figura 9: Quando a nicotina libera a via, o neurônio é pego de surpresa com um número muito maior de receptores que o normal.

O aumento do número de receptores faz com que os neurônios e, por extensão, o cérebro fiquem com "fome" de nicotina (figura 10).

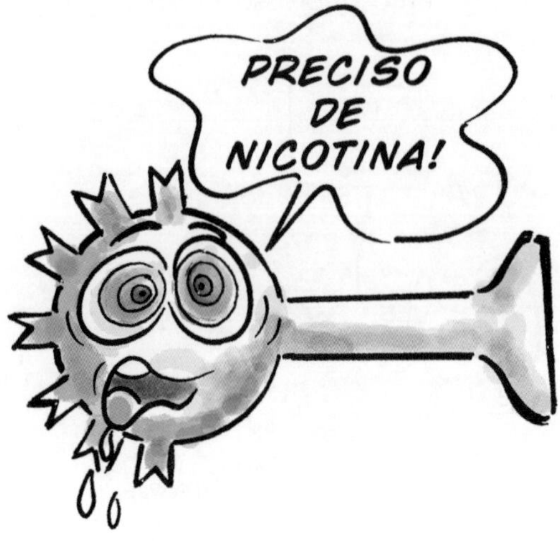

Figura 10: Devido ao maior número de receptores, o cérebro passa a precisar de nicotina.

O aumento do número de receptores tem sido apontado como uma das causas da dependência e adicção que a nicotina provoca.

A quantidade de receptores só volta ao normal após, aproximadamente, seis meses de total abstinência da nicotina.

Alguns leitores podem ter lido os parágrafos anteriores muito rapidamente e sem muita atenção. Se esse foi o seu caso, por favor, releia-os *com calma*, pois é preciso compreender o modo de ação da nicotina para entendermos por que alguns prazeres proporcionados por ela são ilusórios e como algumas armas que temos disponíveis atuam na atenuação da dependência e *adicção* à nicotina.

"Pelo menos alguma coisa nós temos em comum": fomos enganados

Entre um cigarro e outro, intervalo que dura, em média, 40 minutos para a maioria dos fumantes, ocorre um período de desconforto progressivo provocado pela diminuição de dopamina (lembre-se, a nicotina trava a via do prazer nesse período). Dessa forma, após o prazer de fumar ocorre um desconforto, que só é sanado 40 minutos depois, com o próximo cigarro. Esse ciclo se repete ao longo do dia como se fosse uma verdadeira gangorra: o cigarro nos joga para baixo e depois nos levanta, dando-nos a sensação de um "enorme" prazer.

*O prazer que o ato de fumar nos proporciona
é o de, pelo menos em parte,
diminuir o desconforto que ele mesmo
provoca durante sua ausência.
Ou seja, o "raro prazer" nada mais é que
uma sensação de alívio.
O alívio de uma situação que o
próprio cigarro gerou.*

Guardadas as devidas proporções, é como se o cigarro enfiasse a nossa cabeça embaixo d'água e a segurasse por um tempo.

Depois, a puxasse para fora d'água para respirarmos. Nesse momento, respirar nunca foi tão bom...

Nosso arsenal

O depoimento a seguir me faz pensar em o quanto é importante a informação para se conseguir parar de fumar.

Saboreio no cigarro a libertação de todos os pensamentos, dizia Fernando Pessoa. Enquanto dou este depoimento sobre o cigarro, fumo, e saboreio também a liberação de todos os pensamentos. Saboreio o pensar e o fumar – olhando para o doutor, saboreio a possibilidade de amanhã não mais saborear. Enfim, vou parar de fumar, ou o cigarro vai me fumar até o fim? Não, não é por aí que a questão deve ser proposta. Não adianta apresentar dados estatísticos, colocar foto de impotente no maço, mostrar um monte de gente cinza e estropiada.

Fuma-se por algum prazer – eu fumo para saborear. Volto para a questão do sabor, e acendo mais um cigarro – sinto faltar algo.

Saboreio o pensar: o fumante é um semiótico em estado selvagem, é um perseguidor de signos, extasiado diante da estética do fumo. Admira as formas espiraladas que voam do bastonete nicotinado, os círculos de fumaça brotando dos lábios... A maneira de segurar o cigarro... os movimentos dos dedos... O aguçamento das papilas gustativas, na percepção do gosto doce, amargo, mais forte, mais fraco... O cheiro...

Dou uma tragada.

Fumar é uma festa dos sentidos – olhando para o doutor, saboreio a possibilidade de a festa acabar. Mas o que fazer?

Liberdade de escolha implica reconhecimento de responsabilidade.

Escolho fumar, responsabilizando-me pela possibilidade de a festa acabar. Mas posso escolher não fumar. Mas não posso escolher não ter o alívio que esse ato promove. A solução talvez seja inibir um prazer e investir noutro – ou inventar novas paixões, ou preservar as antigas com a mesma intensidade.

O fumante é um negociante e morre de medo da sensação de ficar sem o cigarro – o que o Dr. Celso me propõe em troca?

Paulo César de Carvalho, professor

Várias substâncias e diferentes procedimentos são utilizados para o tratamento do tabagismo. Além de algumas medicações que, comprovadamente, apresentam resultados positivos – e, portanto, têm todo o respaldo das principais entidades médicas – há métodos alternativos "fantásticos, infalíveis, milagrosos" (reforço a ironia) por toda a parte, e as pessoas os relatam com o êxtase dos recém-convertidos. Felizmente, poucos desses tratamentos alternativos causam danos significativos à saúde; causam-nos mais danos ao bolso.

Baseado em minha experiência, eu lhe diria: não perca o seu tempo com **tiros n'água!**

As vias eficazes

A visão do comportamento de fumar como sendo uma *adicção* e as irrefutáveis provas de que a nicotina causa dependência revolucionaram os tratamentos para o tabagismo.

O 4.º *Manual Diagnóstico Estatístico da Associação Psiquiátrica Americana* oferece sete critérios para estabelecer dependência de substâncias psicoativas, que são aplicáveis à nicotina:

- ✓ usar a substância em quantidades maiores ou por um período de tempo maior do que o pretendido;
- ✓ tentativas ou desejo persistente de reduzir ou parar de usar a substância;
- ✓ gastar muito tempo para obtenção da substância;
- ✓ prejuízo das atividades sociais, ocupacionais ou recreacionais por causa do uso da substância;
- ✓ persistência no uso da substância a despeito do conhecimento de que ela está causando prejuízo físico ou psicológico;
- ✓ desenvolvimento de tolerância, o que significa que a mesma dose torna-se menos eficaz com o uso continuado;
- ✓ presença de sintomas de abstinência. (No caso da nicotina: irritabilidade, ansiedade, depressão, diminuição da concentração, inquietação, insônia ou sono excessivo, aumento de apetite ou de peso, diminuição dos batimentos cardíacos e diminuição da pressão arterial.)

Pode parecer paradoxal, mas um dos primeiros tratamentos farmacológicos utilizado com sucesso para a cessação do tabagismo é a **terapia de reposição de nicotina.** Embora o cigarro seja um dispositivo introdutor de nicotina no organismo, ela é apenas uma entre as mais de 4.000 substâncias químicas liberadas na queima do cigarro e um de seus constituintes menos tóxicos, se comparada ao alcatrão e ao monóxido de carbono.

Como é a nicotina que provoca a dependência, a idéia dessa terapia é fornecê-la para o organismo, reduzindo sua quantidade de forma lenta e gradual. Isso diminui os desconfortos provocados pela síndrome de abstinência.

Para a terapia de reposição da nicotina encontram-se disponíveis no Brasil chicletes e adesivos. Esse tratamento requer uma minuciosa análise do comportamento do fumante para a determinação da dosagem e do tipo de reposição mais adequados, sendo obrigatória a interrupção imediata do cigarro ao se iniciar o tratamento, devido aos riscos do excesso de nicotina.

Como essa terapia é de fácil acesso, muitos se automedicam sendo bastante comuns os casos de intoxicação pela superdosagem ou de ineficácia do tratamento em virtude da subdosagem. Por isso, para que esta terapia seja eficiente é preciso que haja acompanhamento médico.

Ao final do livro, no apêndice A, você encontrará mais informações sobre as características das terapias mencionadas neste capítulo.

Novas armas

A mais recente terapia farmacológica é baseada em nossos conhecimentos de como a nicotina age em nosso cérebro. Nessa linha, o uso de alguns antidepressivos apresenta resultados animadores. Uma substância chamada **bupropiona** foi recentemente aprovada pelo *Food and Drug Administration*[1] para tratamento do tabagismo. O seu mecanismo de ação consiste em impedir que os níveis de dopamina diminuam sensivelmente quando se pára de fumar. Dessa forma, minimiza-se a "fome" e a necessidade física de nicotina.

A conjugação de reposição da nicotina com a bupropiona aumenta em até dez vezes a taxa de sucesso em parar de fumar.

[1] FDA – respeitado órgão do governo norte-americano responsável pelo registro e regulamentação de medicamentos e alimentos.

Entretanto, deve-se ficar muito atento aos níveis de pressão arterial, pois essa associação pode provocar hipertensão. **É fundamental o acompanhamento médico para a prescrição e supervisão dessas terapias.**

Como os fumantes possuem este hábito por razões diferentes, absorvem quantidades de nicotina diferentes, apresentam síndromes de abstinência diferentes, reagem às medicações de forma diferente, não é de se surpreender que eles exijam tratamentos personalizados.

Mas não bastam dosagens corretas da medicação para o sucesso do tratamento. Há muitos outros fatores envolvidos na *adicção* e na dependência. Nos jogadores compulsivos, por exemplo, nenhuma substância química é introduzida no organismo e eles apresentam comportamentos de *adicção* assombrosamente iguais aos fumantes ou dependentes de outras drogas. Há, portanto, outros mecanismos em ação.

Em minha experiência, um enfoque terapêutico *comportamental* junto com o *medicamentoso* é a forma mais efetiva para vencer a guerra contra o cigarro. Isto não é novo em tratamento de distúrbios. Em se tratando de doenças do coração, por exemplo, não nos limitamos a tomar apenas remédios, mas precisamos seguir uma série de recomendações sobre alimentação e atividade física, entre outras. Com os distúrbios nervosos não é diferente.

A discussão que coloca a terapia comportamental em oposição à terapia medicamentosa, uma excluindo a outra, é uma grande bobagem. Criou-se a falsa crença de que vencer o tabagismo sem medicações carrega uma aura de superioridade, de uma natureza humana privilegiada em relação à média dos seres humanos. Passa-se a sensação de que é possível corrigir os desequilíbrios químicos provenientes do tabagismo somente com uma enorme "força de vontade". Não afirmo que isso não seja possível, mas não é a regra. Fazer um tratamento dentário sem anestesia também é um triunfo que algumas pessoas conseguem sobre a química da dor...

Para alguns, a experiência de parar de fumar, sem todos os recursos disponíveis, tem uma enorme semelhança com o resultado do tratamento dentário sem anestesia: se o trauma da dor for grande, será preferível o apodrecimento dos dentes à procura de um dentista.

Outra razão para não sobrecarregarmos a *força de vontade* é que a dependência tem a capacidade de destruir o "poder da mente", a vontade própria. A dependência pode minar a mais profunda das convicções. E para minarmos a dependência é preciso utilizar todas as forças disponíveis:

> *Um menino e seu pai estavam caminhando por uma estrada quando depararam com uma pedra enorme. O menino disse para o pai: "Você acha que se eu usar toda a minha força consigo mover essa pedra?". O pai respondeu: "Se você usar toda a sua força, tenho certeza de que conseguirá!". O menino começou a empurrar a pedra fazendo todo o esforço que podia, empurrou e empurrou. A pedra não se mexeu. Desencorajado, disse ao pai: "Você estava errado, não consigo". O pai passou o braço em volta de seu ombro e disse: "Não, meu filho. Você não utilizou toda a sua força – não pediu a minha ajuda".*
>
> *Teaching your children about God*
> *(Ensinando Deus às suas crianças)*,
> de David J. Wolpe

Transtornos de humor, ansiedade e atenção: aliados perversos do cigarro

As pessoas que sofrem de ansiedade e/ou depressão formam um ciclo vicioso com o tabagismo: fumar alivia e agrava ambas as doenças.

De um modo bem simplista, a ansiedade é o constante medo de um desastre iminente; a depressão, o resultado de um desastre anterior, real ou fantasiado. Os deprimidos abusam do cigarro em uma aposta para se livrarem da depressão e, na maioria dos casos, nem sabem que estão deprimidos, pois é muito comum as pessoas não saberem distinguir o que é tristeza – sentimento inerente à condição humana – de depressão, doença que se manifesta com vários graus e de diferentes modos.

Depressão

Depressão não é tristeza, mas sua manifestação doentia. É uma solidão que se instala e destrói nossa percepção de paz, mina nossa capacidade de conexão com o mundo. O sentimento que resta é o da insignificância.

A depressão requer tratamento médico. A tristeza, não.

Estigma e desinformação em nossa cultura criaram a concepção errônea de que depressão não é doença mental, mas sim uma deficiência de caráter que pode ser resolvida apenas com força de vontade. Puro engano. É doença que pode atacar qualquer um, independente de idade, sexo, religião, nacionalidade, ocupação ou nível financeiro.

Assim como outras doenças, a depressão apresenta repercussões no sono, no apetite, no peso, na libido, na atenção, na tolerância à frustração, na memória, no prazer, nos interesses, no cansaço, no controle de impulsos, no sistema imunológico. Apresenta uma gama variada de sintomas como dores de cabeça, dores de estômago e tensão muscular. Apesar de seu leque de intensidades, podemos classificá-la em *leve,* chamada de *distímica*, e *severa*.

A depressão *leve* é uma forma gradual e permanente que vai minando o indivíduo. Atua como a oxidação: destrói o ferro e transforma-o, lentamente, em ferrugem. A pessoa se sente escolhida pela dor, pela desesperança. Os menores acontecimentos, como, por exemplo, um corte de cabelo inadequado pode ser tão doloroso quanto uma desilusão amorosa.

Na forma *severa* temos o colapso de todas as emoções, a vida perde o sentido, o prazer desaparece, é estar morto-vivo – e basta um segundo para estar vivo-morto (suicídio). É impossível não notá-la.

A depressão sempre esteve presente na história da humanidade e há descrições de males depressivos em escritos de antigas e diversas sociedades, inclusive na Bíblia Sagrada – segundo o Antigo Testamento, o rei Saul, que apresentava sinais clássicos de depressão, era atormentado por um "espírito mal" e terminou cometendo suicídio. Textos ingleses antigos mencionam a *melancolia*, palavra usada durante séculos para descrever distúrbios do humor. Nas obras de Shakespeare, a depressão é fartamente relatada.

Na depressão, fuma-se por estar deprimido. E fica-se deprimido pouco tempo após fumar – como já vimos, o ato de fumar produz um pequeno alívio nos desagradáveis sintomas da depressão, mas, minutos depois das primeiras tragadas, produz os mesmos sintomas de depressão de forma mais intensa (lembre-se que a via do prazer fica travada durante um período devido à nicotina). O desconforto só cede com o próximo cigarro.

Temos um ciclo perverso, no qual a depressão leva ao cigarro e vice-versa.

Transtorno de humor bipolar

Há casos em que o humor deprimido oscila para um estado em que o indivíduo experimenta períodos de extrema euforia, agitação, aumento da energia, agressividade, impulsividade, aumento de riscos e gastos, distração e outros sintomas de uma "alegria doentia". Nesses casos estamos diante de outro transtorno: o **transtorno de humor bipolar** (THB). O nome bipolar mostra a característica marcante deste transtorno: apresenta um período de depressão (pólo negativo) e um período de extrema euforia (pólo positivo).

Se, antes, a bipolaridade era reconhecida apenas em suas formas severas, cada vez mais tem-se observado que algumas pessoas sofrem de oscilações de humor apenas um pouco mais intensas que o normal, com diferentes graus de prejuízo.

Consideram-se variações de humor normais aquelas que se encontram de acordo com a situação, em intensidade e duração corretas. Passam a ser *transtornos* de humor quando as respostas emocionais são desproporcionais em intensidade e/ou duração ou até mesmo quando ocorrem mudanças de humor sem o necessário estímulo.

Algumas pessoas famosas apresentaram características de comportamento típicas deste tipo de THB "mais brando": Elvis Presley, Elis Regina, Marilyn Monroe, Cazuza, Renato Russo, entre outros.

No pólo positivo do transtorno bipolar – a alegria doentia, também chamada por alguns autores de mania e hipomania –, aumentam de forma excessiva as sensações prazerosas e o cigarro torna-se um aliado inseparável. As pessoas chegam a fumar três vezes mais nesses períodos da doença.

A maioria dos portadores de transtornos de humor (depressão e THB) que fumam têm duas doenças vinculadas: o transtorno em si e a dependência da nicotina. Essas doenças atuam ao mesmo tempo, cada qual exigindo tratamento e uma intensificando a outra.

Quem tenta parar de fumar estando deprimido provavelmente não suportará a comoção provocada pela retirada do cigarro. Em termos médicos: um paciente deprimido não tem condições de suportar o estresse da desintoxicação. Essa é, sem dúvida nenhuma, uma das grandes causas de recaída.

Por outro lado, no transtorno bipolar, quando o indivíduo estiver em mania ou hipomania, a sensação é de indestrutividade, logo, provavelmente achará que não é necessário parar de fumar, ou até mesmo subestimará a dependência provocada pela nicotina. A experiência mostra que é fundamental tratarmos um eventual transtorno de humor antes que se interrompa o tabagismo. Felizmente, com os medicamentos atuais, o controle desses transtornos tornou-se a regra, e não a exceção.

O diagnóstico dos transtornos de humor é tão complexo quanto a própria doença. Infelizmente, ainda não existem exames laboratoriais confiáveis para sua confirmação. O diagnóstico é eminentemente clínico e exige uma percepção aguçada do médico além da plena colaboração do paciente.

Ao final deste capítulo, dois questionários permitem uma aproximação para o diagnóstico dos transtornos de humor. É de suma importância que você mantenha uma escrupulosa honestidade ao respondê-los. E, é óbvio, o diagnóstico apurado exige a entrevista com um médico especialista.

Transtornos ansiosos

A ansiedade é uma emoção normal em situações de ameaça, mas estamos diante de uma doença quando sua presença é uma resposta mal adaptada e causa sofrimento. O estado ansioso é benigno quando tem a sua intensidade proporcional ao estímulo que o deflagra. Nesse caso, há uma preparação fisiológica adequada para o enfrentamento das situações. É o que ocorre, por exemplo, quando um atleta tem sua concentração aumentada antes de uma competição.

Quando a resposta ansiosa é desproporcional ao estímulo e passa a provocar prejuízos inequivocamente vinculados a ela, a incluímos em um grupo de distúrbios denominados **transtornos ansiosos**.

Como a nicotina tem efeitos ansiolíticos (que diminuem a ansiedade), não é de se estranhar que indivíduos fumantes, que apresentam esses transtornos, consumam grandes quantidades de cigarro. Fumar para controlar a ansiedade carrega possível mensagem inconsciente de preferir, de certa maneira, morrer a viver de forma intolerável.

Tratar os transtornos ansiosos com o cigarro é o mesmo que tratar câncer do estômago com antiácidos: melhora alguns sintomas, mas estão longe de controlar a doença.

Os principais ansiolíticos, conhecidos como benzodiazepínicos (*Valium*, *Lexotan*, *Rivotril*, entre outros), apesar de bons resultados no tratamento dos transtornos de ansiedade, são contra-indicados para os indivíduos dependentes de nicotina. A razão é que esses medicamentos podem causar dependência, principalmente em pessoas que já tenham alguma história dessa doença. A saída encontra-se nos antidepressivos – que apresentam significativos efeitos contra a ansiedade – e na psicoterapia.

Acompanhar de perto um paciente "ansioso" que queira parar de fumar é uma atitude médica que reforça as chances de sucesso da terapia antitabagista.

Transtorno do déficit de atenção/hiperatividade (TDAH)

O TDAH é um transtorno extremamente pesquisado e é caracterizado por alterações na atenção, na impulsividade e na velocidade da atividade física e mental. O predomínio de uma ou outra alteração determinará o tipo de TDAH.

Manter-se atento em uma aula, na leitura de um texto ou em uma reunião de trabalho é uma tarefa árdua para o portador de

TDAH, pois pensamentos alheios ao foco de atenção, por não serem freados em regiões específicas do cérebro, invadem a consciência e direcionam a atenção para outros focos. O interessante é que nas atividades que lhes causam prazer, ocorre uma intensa concentração, visto que até os "pensamentos furões" apresentam relação com o objeto de foco. É comum queixas do tipo: "Ele só presta atenção quando quer".

Esse quadro, associado a uma mesma falta de freios na impulsividade, leva a conseqüências devastadoras: baixo desempenho escolar e profissional, dificuldades de relacionamento, baixa auto-estima, além da predisposição a outros distúrbios psiquiátricos como dependência química, transtornos ansiosos e de humor.

Hoje sabe-se que alguns sistemas cerebrais que usam a dopamina como neurotransmissor estão alterados nesse transtorno. Como a nicotina atua nesses sistemas liberando dopamina, os portadores de TDAH relatam um pequeno aumento na capacidade atentiva com o uso do cigarro – fato também observado por pessoas que não apresentam o transtorno. Apesar desse efeito positivo da nicotina, ela está longe de promover uma melhora significativa e sustentável na instabilidade da atenção dos portadores da doença. Os pacientes com TDAH são tratados de forma bastante segura – e com resultados satisfatórios – com outras substâncias.

O problema que envolve o TDAH e o cigarro é que os pacientes que apresentam o transtorno – em torno de 5% dos adultos – além de apresentarem um maior risco para o tabagismo – quase três vezes o risco da população em geral – têm uma enorme dificuldade em tolerar a abstinência quando não são previamente tratados do quadro de TDAH.

É por isso que não existem receitas prontas para a cessação do tabagismo. Cada caso é um caso. Minha experiência e a de outros colegas mostram que uma das principais razões para o insucesso da terapia antitabagista é a não observação – e o conseqüente não tratamento – de transtornos que acompanham a dependência da nicotina. Quando isso ocorre, é praticamente impossível tolerar o período de abstinência.

TESTES DE AUTO-AVALIAÇÃO

Para se conhecer melhor, responda com muita sinceridade aos testes propostos.

Depressão: inventário de depressão de Beck

Assinale a opção que melhor representa seu atual estado de espírito.

1. Não me sinto triste. (0)
   Eu me sinto triste. (1)
   Estou sempre triste e não consigo sair disto. (2)
   Estou tão triste ou infeliz que não posso suportar. (3)

2. Não estou especialmente desanimado quanto ao futuro. (0)
   Eu me sinto desanimado quanto ao futuro. (1)
   Acho que nada tenho a esperar. (2)
   Acho o futuro sem esperança e tenho a impressão de que as coisas não podem melhorar. (3)

3. Não me sinto um fracasso. (0)
   Acho que fracassei mais do que uma pessoa comum. (1)
   Quando olho para trás, na minha vida tudo o que posso ver é uma série de fracassos. (2)
   Acho que, como pessoa, sou um completo fracasso. (3)

4. Tenho tanto prazer em tudo como antes. (0)
Não sinto mais prazer nas coisas como antes. (1)
Não encontro prazer real em mais nada. (2)
Estou insatisfeito ou aborrecido com tudo. (3)

5. Não me sinto especialmente culpado. (0)
Eu me sinto culpado grande parte do tempo. (1)
Eu me sinto culpado na maior parte do tempo. (2)
Eu me sinto sempre culpado. (3)

6. Não acho que esteja sendo punido. (0)
Acho que posso ser punido. (1)
Creio que vou ser punido. (2)
Acho que estou sendo punido. (3)

7. Não me sinto decepcionado comigo mesmo. (0)
Estou decepcionado comigo mesmo. (1)
Estou enojado da minha pessoa. (2)
Eu me odeio. (3)

8. Não me sinto de qualquer modo pior que os outros. (0)
Sou crítico com relação às minhas fraquezas e aos meus erros. (1)
Eu me culpo sempre por minhas falhas. (2)
Eu me culpo por tudo de ruim que acontece. (3)

9. Não tenho nenhuma idéia de me matar. (0)
Tenho idéias de me matar, mas não as executaria. (1)
Gostaria de me matar. (2)
Eu me mataria se tivesse a oportunidade. (3)

10. Não choro mais que o habitual. (0)
Choro mais agora do que costumava. (1)
Agora, choro o tempo todo. (2)
Costumava ser capaz de chorar, mas agora não consigo mesmo que o queira. (3)

11. Não sou mais irritado agora do que já fui. (0)
Fico aborrecido ou irritado mais facilmente do que costumava. (1)
Agora, me sinto irritado o tempo todo. (2)
Não me irrito mais com as coisas que costumavam me irritar. (3)

12. Não perdi o interesse pelas outras pessoas. (0)
Estou menos interessado pelas outras pessoas do que costumava estar. (1)
Perdi a maior parte do meu interesse pelas outras pessoas. (2)
Perdi todo o interesse pelas outras pessoas. (3)

13. Tomo decisões tão bem quanto antes. (0)
Adio as tomadas de decisões mais do que costumava. (1)
Tenho mais dificuldade de tomar decisões do que antes. (2)
Absolutamente não consigo tomar decisões. (3)

14. Não acho que de qualquer modo pareço pior do que antes. (0)
Estou preocupado em estar parecendo mais velho ou sem atrativo. (1)
Acho que há mudanças permanentes na minha aparência, que me impedem de ser atrativo. (2)
Acredito que pareço feio. (3)

15. Posso trabalhar tão bem quanto antes. (0)
É preciso algum esforço extra para fazer alguma coisa. (1)
Tenho de me esforçar muito para fazer alguma coisa. (2)
Não consigo mais realizar qualquer trabalho (3)

16. Consigo dormir tão bem como o habitual. (0)
Não durmo tão bem como costumava. (1)
Acordo 1 ou 2 horas mais cedo do que habitualmente e acho difícil voltar a dormir. (2)

Acordo várias horas mais cedo do que costumava e não consigo voltar a dormir. (3)

17. Não fico mais cansado do que o habitual. (0)
Fico cansado mais facilmente do que costumava. (1)
Fico cansado em fazer qualquer coisa. (2)
Estou cansado demais para fazer qualquer coisa. (3)

18. O meu apetite não está pior do que o habitual. (0)
Meu apetite não é tão bom quanto costumava ser. (1)
Meu apetite é muito pior agora. (2)
Absolutamente, não tenho mais apetite. (3)

19. Não tenho perdido muito peso, se é que perdi algum. (0)
Perdi mais do que 2 quilos e meio. (1)
Perdi mais do que 5 quilos. (2)
Perdi mais do que 7 quilos. (3)

20. Não estou mais preocupado com a minha saúde do que o habitual. (0)
Estou preocupado com problemas físicos, tais como dores, indisposição do estômago ou constipação. (1)
Estou muito preocupado com problemas físicos e é difícil pensar em outra coisa. (2)
Estou tão preocupado com meus problemas físicos que não consigo pensar em outra coisa. (3)

21. Não notei qualquer mudança recente no meu interesse por sexo. (0)
Estou menos interessado por sexo do que costumava. (1)
Estou muito menos interessado por sexo agora. (2)
Perdi completamente o meu interesse por sexo. (3)

Se a soma de pontos for superior a 10 e esses sintomas persistirem por mais de duas semanas, você **pode** estar com depressão. Caso seja o seu caso, não hesite em procurar um médico.

Transtorno de humor bipolar

Você acha que:

	SIM	NÃO
1. É uma pessoa com altos e baixos de humor?	( )	( )
2. Tem temperamento forte?	( )	( )
3. É uma pessoa de extremos, do tipo tudo ou nada, sem meio-termo?	( )	( )
4. Precisa sempre estar fazendo alguma coisa ou buscando coisas novas?	( )	( )
5. Em alguns momentos pensa muito rápido ou não consegue desligar o pensamento?	( )	( )
6. Dirige rápido, de modo agressivo, buzina muito ou queima o sinal?	( )	( )
7. Tem dons artísticos, espirituosidade ou criatividade?	( )	( )
8. Já teve fases em que bastavam 6 horas de sono por dia?	( )	( )
9. Já teve momentos de apatia ou tristeza sem motivo aparente?	( )	( )
10. Tem mais sono do que o habitual quando fica com humor deprimido?	( )	( )

Em comparação com outras pessoas, você:

	SIM	NÃO
11. Já ficou muito alegre e radiante ou irritável sem motivos aparentes?	( )	( )
12. Já teve fases com muitos planos, falando mais rápido, alto e bastante?	( )	( )
13. Em alguns momentos arriscou demais?	( )	( )
14. Se veste ou se comporta de modo mais chamativo?	( )	( )
15. Gasta mais dinheiro com prazeres, futilidades ou aparência?	( )	( )
16. Tem mais dificuldade em manter as coisas em ordem ou tende à dispersão?	( )	( )
17. Já teve impulsos exagerados em relação a comida, drogas, sexo ou compras?	( )	( )
18. Já teve momentos de maior confiança, em que se sentiu especial?	( )	( )
19. Muda de planos e objetivos com mais facilidade?	( )	( )
20. Tem mais instabilidade em atividades profissionais ou relacionamentos afetivos?	( )	( )
21. Magoa-se ou irrita-se com facilidade quando alguém lhe critica ou desagrada?	( )	( )

Disponível em: < http://www.bipolaridade.com.br >.
Acesso em: 12 jan. 2005.

Caso você tenha respondido SIM para 6 ou mais perguntas e acha que algumas dessas características geram um grau no mínimo razoável de prejuízos ou problemas (mal-estar, impulsos, gastos excessivos, arrependimentos, conflitos pessoais...), é provável que seja portador de bipolaridade. Para confirmar se você é bipolar, é necessária uma avaliação psiquiátrica por profissional qualificado na área.

O império do cigarro se diverte: ninguém presta atenção às advertências

A lição sabemos de cor
só nos resta aprender.

Beto Guedes, cantor e compositor

Muitos acreditam que nossa integridade física e psicológica – como alguns costumam classificar – é uma coisa natural.

Não percebemos o corpo saudável e somos indiferentes às suas funções normais.

A saúde não se "sente", só nos ressentimos quando ela deixa de existir integralmente. Não nos maravilhamos em poder andar, correr, falar, escrever, tomar banho ou simplesmente levantar da cama, até que uma dessas funções nos seja privada.

O grande problema do cigarro é que seus efeitos deletérios e progressivos só surgem depois de vários anos de tabagismo. Infelizmente, quando aparecem, podem ser irreversíveis.

Você sabe o que é câncer?

As nossas células estão constantemente se renovando e, ao se multiplicarem, devem passar as exatas informações para as células-filhas.

Um erro nesse processo de divisão, pode levar à formação de uma célula que inicia uma série de divisões descontroladas, originando uma massa de células (um tumor), que invade órgãos e tecidos. Isso é o câncer. Dependendo do local, e se não diagnosticado a tempo, o desgoverno pode levar a um colapso geral: a morte.

Felizmente, nosso organismo tem meios eficazes para detectar o surgimento de uma célula cancerígena e eliminá-la. Esses mecanismos não podem falhar. **Basta que apenas uma célula escape para que o câncer se instale.**

Um desses mecanismos de vigilância é o nosso sistema imunológico – o mesmo que detecta a presença de vírus e bactérias em nosso corpo. Do mesmo modo que acontece com os microrganismos invasores, a célula defeituosa precisa ser localizada e eliminada.

Não é de se estranhar que pessoas que apresentem deficiências em seu sistema imunológico sejam mais susceptíveis ao surgimento de um tumor. É o que acontece, por exemplo, com os portadores do vírus da AIDS que manifestam a síndrome da imunodeficiência – é comum o surgimento de um raro tipo de câncer de pele nesses indivíduos.

Recentemente, descobriu-se outro mecanismo de vigilância ainda mais eficiente que o primeiro. É um sistema "auto-detonador": nossas células apresentam um gene regulador, que foi denominado *gene p53*. Uma das funções desse gene é perceber se a célula em que se encontra tornou-se uma célula cancerígena. Em caso positivo, o gene faz com que a célula se "suicide". É o que ocorre, por exemplo, quando tomamos muito sol. Nesse caso, as células da pele são expostas a um excesso de radiação ultravioleta. Essa radiação pode alterar o material genético das células, tornando-as "perigosas". Como resposta, os *genes p53* promovem um "suicídio" coletivo: descascamos.

A máfia do cigarro

Alguns julgam que o grande vilão do tabaco seja a nicotina. Mas ela não é a grande perversa da história. Não que a nicotina seja uma "molécula do bem", pois ela nos *aprisiona* ao cigarro. Entretanto, não é ela que nos mata, mas as outras milhares de substâncias liberadas pelo cigarro.

Se você é um fumante – e é bem provável que seja – observe a cor das pontas dos dedos que costumam segurar o cigarro. Vá até o espelho e observe a coloração de sua língua e de seus dentes. O alcatrão – um líquido escuro, parecido com o petróleo – presente no cigarro é responsável por essa tonalidade amarronzada que você observa. Para que se tenha uma idéia, quem fuma um maço de cigarros por dia lança em seu organismo cerca de um copo de alcatrão por ano.

Na composição dessa mistura venenosa está presente uma verdadeira "máfia" de moléculas, dentre elas o *benzopireno*, que – ao ser introduzido em nosso organismo pelo ato de fumar – pode se encaixar no *gene p53* e torná-lo inativo. Se a célula com o *gene p53* inativado sofrer alguma alteração e se tornar desgovernada, só restará nosso sistema imunológico para nos defender. Caso isto não ocorra e apenas uma célula cancerígena escape, o câncer se instala. O cigarro é o "cavalo de tróia" para moléculas como o benzopireno.

Gostaria de encerrar as idéias deste capítulo compartilhando uma das últimas frases de um paciente, o Sr. Irineu. É como o chamarei.

Sr. Irineu fumou desde a adolescência: foram cerca de dois maços de cigarro por dia, por quarenta anos. Aos 53 anos, passou a apresentar uma falta de ar quase incapacitante. Recusava-se a aceitar que o cigarro poderia estar causando aquilo. Proibiu sua filha de falar sobre "médicos".

Em uma manhã, não conseguiu levar seu neto à escola, como era de costume. Não conseguia respirar. Sob protestos, foi levado a um hospital.

Lá, foi feito o diagnóstico clínico de enfisema pulmonar: uma destruição irreversível do tecido pulmonar. O quadro era grave. Recebeu orientação expressa para parar de fumar e foi encaminhado a um especialista.

Já em sua casa, de forma intempestiva, amassou os cigarros e os jogou fora. Decidiu nunca mais fumar, mas exigiu uma condição dos familiares: não iria mais a nenhum médico.

Os meses seguintes foram angustiantes. A falta de ar não cedia; pior, agravava-se. Os sintomas de depressão passaram a ser permanentes. Quando Sr. Irineu concordou, fui chamado para uma avaliação de seu estado de saúde.

Mesmo em depressão, tinha um brilho no olhar que expressava a vontade de viver. Após um exame e uma longa conversa, ele concordou em fazer uma série de exames. Os resultados não foram nada bons. Sr. Irineu estava com uma forma agressiva, e já disseminada, de câncer do pulmão. Não havia muito o que fazer...

Em março de 2002, em uma de minhas últimas visitas, o Sr. Irineu, sabendo da minha cruzada contra o cigarro, disse-me, aos tropeços, entremeando inspirações desesperadas:

A VONTADE DE RESPIRAR É MUITO MAIOR DO QUE A VONTADE DE FUMAR.

Alguns mitos a respeito do inimigo

Paro de fumar a hora que eu quiser.

Toda dependência carrega consigo a crença que se tem autocontrole suficiente para deixá-la, abruptamente, a qualquer momento: acreditar que se pode parar é condição preeminente para continuar a fumar.

Como não trago, o cigarro não me fará mal.

Essa é uma ambição utópica de usufruir todos os prazeres do cigarro sem nenhuma de suas conseqüências nocivas.

A análise da concentração de nicotina no sangue de um grupo de pessoas que afirmavam não tragar mostrou que os níveis de nicotina desse grupo eram praticamente iguais aos níveis do grupo que fumava (e tragava) a mesma quantidade de cigarros por dia.

Parar de fumar sem auxílio médico é sinal de fortaleza.

As pessoas que fumam até dez cigarros por dia devem ser encorajadas a parar de fumar por conta própria, pelo menos na primeira tentativa.

Quem fuma uma quantidade maior de cigarros por dia já tem à disposição tratamentos que, comprovadamente, aumentam as chances de sucesso e diminuem sensivelmente os desconfortos da síndrome de abstinência, além de prevenirem o ganho de peso.

Abrir mão disso não é nenhuma fortaleza.

Há pessoas que fumam a vida inteira e morrem com mais de 80 anos de doenças não relacionadas ao cigarro.

As exceções existem e é impossível saber se faremos parte delas. Há pessoas que saem totalmente ilesas de terríveis acidentes automobilísticos, nem por isso queremos que o carro em que estamos participe de algum acidente...

Charuto e cachimbo fazem menos mal à saúde que os cigarros.

Isso é, em parte, verdade, porque a quantidade de cachimbos e charutos fumados é menor que a de cigarros, levando-se em conta um determinado intervalo de tempo. Entretanto, a lista dos malefícios dessas formas de obtenção de nicotina não é nada pequena.

Além disso, fumantes que passam para cachimbo ou charuto como tática para se livrar dos cigarros freqüentemente voltam a eles.

Infelizmente, não existe meio-termo na dependência. O único tratamento é a abstinência.

Se estou fazendo mal a alguém, é a mim mesmo.

Engana-se aquele que tenta sustentar a idéia de que a fumaça de cigarro não faz mal. Fartos e respeitados trabalhos demonstraram que o fumante passivo também é uma vítima do cigarro.

Cigarro é um hábito.

Não. Plagiando o *Ministério da Saúde*: cigarro é droga e causa dependência.

Se eu parar de fumar, engordo.

Isso não acontece com todos. O acompanhamento médico e os tratamentos atuais podem, perfeitamente, prevenir o ganho de peso no período da abstinência.

Cigarros light *fazem menos mal à saúde.*

Errado. A concentração de nicotina no sangue não é controlada pelo cigarro, mas pelo fumante. Em geral, quem fuma esse tipo de cigarros passa a fumar com maior freqüência e com tragadas mais prolongadas e profundas.

Os malefícios do cigarro são descritos de forma muito agressiva.

É possível. No entanto, veja alguns números obtidos em estudos seriíssimos, altamente confiáveis:

- ✓ 80% dos infartos do miocárdio, ocorridos em pessoas com menos de 50 anos, são causados pelo uso de cigarro;
- ✓ 40% dos fumantes com consumo diário de quarenta cigarros ou mais, por pelo menos uma década, desenvolvem enfisema pulmonar;
- ✓ 80% dos fumantes com consumo diário de pelo menos dez cigarros por dia, por mais de cinco anos, apresentam alterações celulares que podem ser precursoras de câncer do pulmão.

Quem fuma até cinco cigarros por dia não corre riscos de afetar sua saúde.

Infelizmente, não há níveis seguros para o consumo de cigarros. A experiência também mostra que é apenas uma questão de tempo para que fumantes leves se transformem em fumantes pesados.

As pessoas que param de fumar sempre sentirão vontade de fumar.

Infelizmente, isso é verdade para algumas pessoas, mas não para todas. Entretanto, à medida que o tempo passa, a vontade se torna cada vez mais leve e menos freqüente. E não se esqueça: *vontade* se controla, *necessidade* não. A abstinência e os tratamentos atuais transformam a *necessidade* de fumar em *vontade* de fumar.

Operação "Tempestade no Cigarro"

Sobrevoamos os encantos do inimigo, estudamos algumas de suas manobras, conhecemos nosso arsenal, identificamos o "eixo do mal" (os aliados do cigarro), fizemos uma avaliação da principal forma pela qual estamos sofrendo danos e baixas e desfizemos alguns dos mitos do cigarro.

Ele está com os dias contados: o *deadline* está próximo. Estamos a um passo da ofensiva. Chegou a hora de combinarmos nossa estratégia de ação.

Cada fase de nosso plano será introduzida por ensinamentos do mais antigo e sábio tratado militar da história da humanidade: *A arte da guerra*, de Sun Tzu, filósofo que se tornou general na China próximo de 500 a.C. Nesse livro são discutidos todos os aspectos de uma guerra – táticos, hierárquicos e humanos, entre outros – em uma linguagem tão poética quanto didática.

Vamos ao nosso plano de combate.

I. Esteja certo de que você quer parar de fumar

Uma das maneiras de um governante trazer infortúnio para o seu próprio exército é ordenar um avanço sem perceber que o exército não está em posição de realizá-lo.

Sun Tzu

É muito importante que seja feita a distinção entre "decidir parar de fumar" e "decidir não ter vontade de fumar". Essa confusão é muito comum, mesmo que ocorra de modo inconsciente.

Acredita-se que a decisão de parar de fumar deva carregar consigo o compromisso de não ter mais vontade de fumar. Quando esses pensamentos se estabelecem, é impossível sentir-se confiante, e, portanto, preparado para enfrentar a guerra.

Não podemos evitar que alguns desejos surjam, mas podemos perfeitamente decidir se vamos enfrentá-los. É essa a decisão que precisa ser tomada: estar disposto a enfrentar o cigarro.

Estar pronto para a guerra não significa odiar o desejo nostálgico de fumar, mas aceitá-lo, olhá-lo de frente. Uma parte de mim adoraria acender um cigarro nesse exato momento. Fingir que esse desejo não existe – ou passar a odiá-lo – significa viver em constante negação. Todos nós temos desejos e medos. Negá-los despende muita energia. A vida em negação é uma vida infeliz. O que fazer?

Como diz o verso de uma canção de Milton Nascimento: *"Nada a fazer senão esquecer o medo"*. Quanto aos desejos, encare-os de frente e dê-lhes a devida importância em relação aos valores que norteiam a sua vida.

Lembre-se de que os desejos e os medos, quando irrefletidos – e, portanto, desequilibrados – nos incitam a comportamentos nocivos e doentes.

Não devemos ter medo de enfrentar situações difíceis. Somos capazes de suportar situações inimaginavelmente difíceis. Isso nos aperfeiçoa.

Você pode fazer o difícil.

Pode ser assustador, mas somos capazes de lidar com o medo.

Pode ser desanimador, mas somos capazes de lidar com o desânimo.

O organismo terá necessidade do cigarro. Nosso arsenal pode minimizar os efeitos da abstinência. Examine as suas expectativas de modo bastante honesto.

Não espere que sua vida e seu corpo se tornem perfeitos quando você parar de fumar. Esta é uma suposição que certamente lhe trará desapontamentos. O principal resultado não é no curto prazo, mas você pode ter certeza que lhe serão acrescentados anos de *vida com qualidade*. Difícil perceber essa imensa vantagem agora, já que alguns não sentem nada, não apresentam mal-estar ou problemas de saúde crônicos ou agudos.

Abrir mão dos prazeres imediatos que o ato de fumar proporciona não significa que teremos menos prazer na vida.

Pode parecer simplista, mas sugiro que você escreva em um cartão a principal razão que o motiva a parar de fumar. Guarde-o em sua carteira. Quando estiver tentado a voltar a fumar – repare que escrevi *quando* e não *se* –, retome o cartão e lembre-se do que o motivou quando você decidiu parar. Pergunte a si mesmo o que mudou e não se precipite para formular a resposta. A impulsividade e a busca de alívio imediato costumam enganar nossas convicções mais profundas.

II. Reconheça que você é um dependente

Ser capaz de avaliar a própria força,
ter uma visão clara da situação do inimigo
e obter apoio total de seus homens –
eis o que basta.
Aquele que não faz planos,
mas subestima o inimigo,
será capturado por ele.

Sun Tzu

Não assumir a dependência é um péssimo negócio. Quando isso ocorre, subestimamos o tabagismo. Passamos a acreditar que temos o controle sobre ele. Um de meus pacientes, ao entrar no consultório, nem se apresentou: *Doutor, quero avisar que estou aqui por causa de minha mulher. Tenho certeza de que não preciso de nenhum tratamento, consigo parar de fumar a hora que eu quiser. Já parei de fumar três vezes!*

Observe que ele não estava percebendo que não conseguia parar de fumar: *Já parei de fumar três vezes!* A falsa idéia do controle sobre a droga perpetua o uso do cigarro. Pensar que se pode parar de fumar a hora que se queira dá segurança para continuar fumando.

A mentira também é muito comum para aqueles que não aceitam a dependência. Fumam escondidos, mentem sobre o número de cigarros consumidos e não aceitam que seja o cigarro que está provocando a tosse, entre outros sintomas. Aliás, acreditar nisto é a pior das mentiras. É mentir para si mesmo.

Aceitar que existe a **necessidade** de fumar é fundamental para o tratamento. Parte da vitória dessa guerra será conquistada quando trocarmos a bandeira da *necessidade* pela bandeira da **vontade.** A *vontade* nós controlamos, a *necessidade* não.

Uma das funções do nosso "arsenal" é auxiliar-nos na troca dessas bandeiras. Quem reconhece que é dependente da nicotina passa a respeitá-la. Com a droga não se brinca. O *apenas um trago* põe toda guerra a perder.

Lembre-se que a nicotina está apenas disfarçada nos charutos e cachimbos e que para o dependente não existe meio-termo: a única escolha é a abstinência.

Escore de Fangerstrom

Muito respeitado, este teste é largamente utilizado para avaliar o grau de dependência da nicotina.

Nas alternativas a seguir, assinale a opção mais adequada para você.

1. Quanto tempo depois de acordar você fuma o primeiro cigarro do dia?

   ( ) nos primeiros 5 minutos (3)
   ( ) de 6 a 30 minutos (2)
   ( ) de 31 a 60 minutos (1)
   ( ) mais de 60 minutos (0)

2. Você fica incomodado em não poder fumar em determinados locais como ambiente de trabalho, restaurantes, aviões, hospitais, igreja, cinema etc.?

   ( ) sim (1)
   ( ) não (0)

3. De qual cigarro você mais detestaria ter de desistir?
   ( ) o primeiro da manhã (1)
   ( ) todos os outros (0)

4. Quantos cigarros você fuma por dia?
   ( ) 10 ou menos (0)
   ( ) 11 a 20 (1)
   ( ) 21 a 30 (2)
   ( ) 31 ou mais (3)

5. Você fuma mais durante as primeiras horas depois de acordar do que durante o restante do dia?
   ( ) não (1)
   ( ) sim (2)

6. Você fuma mesmo quando está doente a ponto de ficar de cama a maior parte do dia?
   ( ) não (1)
   ( ) sim (2)

Interpretação do teste

Some os pontos de suas respostas. Como você deve ter suposto, quanto maior a pontuação, maior a dependência da nicotina. Seis pontos ou mais indicam uma **alta** dependência. Nesse caso suas chances de recaída são mais altas, há expressa indicação de auxílio medicamentoso para suportar o período inicial da abstinência.

Dois a cinco pontos indicam uma dependência média e, nesses casos, a experiência mostra uma forte tendência de aumento de consumo da droga. Os benefícios de um tratamento podem ser decisivos para a vitória.

Zero ou um indicam que você ainda não está dependente da nicotina. Abandone o cigarro enquanto é tempo!

III. Procure um médico

Aquele que conhece o inimigo e a si mesmo,
ainda que em cem batalhas,
jamais correrá perigo.
Aquele que não conhece o inimigo,
mas conhece a si mesmo,
às vezes ganha, às vezes perde.
Aquele que não conhece
nem o inimigo nem a si mesmo
correrá perigo em todas as batalhas.

Sun Tzu

Meu relato

Dia 10 de setembro de 2004. Fumei compulsivamente até as seis da tarde. Entrei no elevador, cheguei à rua e fui a um bar. Comprei um maço de Marlboro vermelho. Peguei um táxi, abri o pacotinho e acendi mais um. Apertei uns números no celular e esperei meu amigo Robinson atender. "Estou indo ao consultório médico. Hoje é meu dia 'D'. Mas não me sinto nada preparada. Acho que não vai dar certo", despejei no ouvido dele.

➢

Eu vinha tentando parar de fumar havia mais de cinco anos. Procurei todos os métodos – da força de vontade aos alternativos, como terapia de florais, acupuntura e essas coisas de que eu gosto. Nada. Minha saúde definhava a olhos vistos. Os médicos me alertavam. Amigos e familiares me olhavam entre tristes e furiosos. Eu lia tudo o que me caía na mão sobre tabagismo. Decididamente, tornei-me uma fumante com culpa. Mas sentia tanto prazer em inspirar e expirar aquela fumacinha. Um cigarrinho na mão fazia parte da minha marca registrada. Eu era eu e um cigarro.

A situação foi ficando ruim. Minha tosse, cada vez mais insuportável. Passava vergonha, vexame, incomodava os outros. Várias vezes tive de interromper entrevistas no meio. Até no gabinete do pacientíssimo – e médico – governador de São Paulo Geraldo Alckmin protagonizei um show a ponto de ele levantar e pedir mel para mim. Ai, meu Deus! Não lembro, mas é bem provável que, voltando para o jornal, eu tenha acendido um cigarro com a maior placidez do mundo.

Um dia não deu mais. Desespero. Mal-estar. Medo de morrer. Pior ainda: medo de ficar viva e doente. "Estou desesperada. Tenho de tomar uma atitude. Pelo amor de Deus peça ao seu irmão o telefone daquele médico que conseguiu fazê-lo parar de fumar". O interlocutor era novamente meu amigo Robinson, cujo irmão apesar de ter um sério problema de saúde também não conseguia parar até procurar ajuda médica.

Naquele 10 de setembro, o tal do dia "D" previamente combinado com o médico, fumei meu último cigarro antes de entrar no consultório, por volta das 18h40. Acredite se quiser, nunca mais coloquei outro na boca.

Hoje é dia 1.º de dezembro de 2004. Passaram-se, portanto, 82 dias desde aquele em que eu não acreditava que conseguiria largar este vício horrendo.

➢

Não só larguei, como sinto imenso prazer em falar disso. Ainda tenho vontade de fumar, sim, mas cada vez menos. E, a cada prova que consigo ultrapassar, me sinto vitoriosa – estou acumulando tantas vitórias – e sinto grande orgulho de mim.

Orgulho de mim e do médico que, com suas sábias palavras, demonstrações virtuais, e alguns medicamentos, conseguiu o que parecia impossível.

Sinto-me mais saudável e, melhor ainda, descobri que eu sou eu – não eu e o cigarro. E, sem saber, semeei felicidade em volta de mim; entre todos os amigos e familiares que, aflitos e impotentes, estavam me vendo adoecer.

Cristina R. Durán, jornalista

Procurar um médico é uma das mais sábias medidas para quem quer parar de fumar. Esse é também o momento para a realização de um *check-up*. Seu médico solicitará exames para avaliar o seu atual estado de saúde. Quantos e de que tipo depende de vários fatores:

- ✓ idade,
- ✓ tempo de tabagismo,
- ✓ quantidade de cigarros fumados por dia,
- ✓ história médica pessoal,
- ✓ história médica familiar,
- ✓ sintomas presentes,
- ✓ exame físico (realizado no ato da consulta).

É preciso saber nosso real estado de saúde e quais as eventuais "avarias" provocadas pelo inimigo. Além da natureza preventiva e diagnóstica, esses exames representarão o ponto de partida na batalha para vencer o tabagismo.

Após seis meses sem fumar, alguns exames serão repetidos e você poderá acompanhar sua evolução. Documenta-se, assim, a recuperação do organismo.

Segundo o resultado do *check-up* as atividades físicas poderão ser liberadas. A experiência mostra que quando as pessoas estão empenhadas em parar de fumar existe uma motivação para aprimorar todo o corpo. É uma excelente oportunidade para iniciar ou continuar a prática de atividades físicas – estou convencido de que "mexer o corpo" aumenta consideravelmente as chances de sucesso do tratamento.

Os benefícios para os que deixam de fumar a tempo estão muito bem estabelecidos. Há uma queda significativa dos riscos de infarto não-fatal nos três primeiros anos de abstinência. Após dez anos sem fumar, os riscos desse tipo de infarto são os mesmos que você teria se nunca tivesse fumado. No caso de infarto fatal, as notícias são ainda melhores: a cada ano sem fumar o risco cai a um terço do inicial; logo após quatro anos, é como se você nunca tivesse fumado. Esses mesmos números são observados nos casos de derrames cerebrais.

Os riscos para o surgimento de câncer do pulmão atingem níveis de não-fumantes depois de quinze anos de total abstinência. Apesar do lento decréscimo, o benefício é bastante significativo, devido ao elevado risco inicial.

Em relação à capacidade pulmonar e às doenças obstrutivas crônicas – como o enfisema – um grande estudo envolvendo indivíduos de 60 anos, que fumaram por aproximadamente vinte anos a quantidade média de um maço de cigarros por dia, revelou os seguintes resultados:

- ✓ os que pararam de fumar antes dos 40 anos apresentaram uma função pulmonar similar à de um indivíduo de mesma idade que nunca fumou;

- ✓ aqueles que pararam entre 40 e 50 anos apresentaram função pulmonar semelhante à de não-fumantes oito anos mais velhos;
- ✓ os que permaneciam fumando apresentaram função pulmonar semelhante à de indivíduos 10 a 20 anos mais velhos.

A consulta ao médico é indispensável para a prescrição e a supervisão da terapia adequada para cada caso. A auto-medicação pode trazer sérios problemas. Na guerra contra o tabaco, o consultório deve ser considerado o "paiol de armas", onde, além de consegui-las, você receberá o treinamento correto para seu uso. Lembre-se de que não há mérito nenhum em enfrentar o inimigo de mãos abanando.

Seu médico avaliará suas condições e decidirá com você qual o dia ideal para que você pare de fumar, sempre levando em conta:

- ✓ a terapia a ser utilizada,
- ✓ se há transtornos de humor ou de ansiedade – que exigirão tratamento prévio,
- ✓ seu grau de motivação e, fundamentalmente,
- ✓ sua vontade de parar!

Nas principais terapias modernas, já está incluída a preocupação com o ganho de peso que, eventualmente, poderá ocorrer. Em minha experiência, considero normal um ganho de peso de até três quilos nos seis primeiros meses. A maioria dos pacientes que fizeram uso da medicação bupropiona não ultrapassou os três quilos e retornaram em menos de um ano ao peso que tinham enquanto fumavam.

Geralmente, aqueles que relatam um grande ganho de peso quando pararam de fumar, substituíram o cigarro por comida –

quase sempre doces. Com a medicação, essa substituição diminui significativamente.

De qualquer forma, deve-se ficar vigilante com o ganho de peso, pois ele é um ótimo aliado do inimigo. Além das inúmeras orientações que o médico pode lhe passar, o acompanhamento clínico permitirá que você divida as suas dificuldades. Isso dilui a sua preocupação consigo mesmo. A *Associação Médica Brasileira* e o *Ministério da Saúde* estão investindo pesado na capacitação dos clínicos para tratar o tabagismo. Mas se você não estiver conseguindo êxito, não deixe de procurar um especialista.

É comum as pessoas fugirem do médico quando não estão conseguindo parar de fumar. Esquecem-se de que ele não está lá para julgá-las, mas para ajudá-las. Você pode até decidir que não quer mais parar de fumar. Isso só será uma razão a mais para a visita ao médico: é preciso vigiar os males que o cigarro poderá causar ao seu organismo.

IV. Prepare-se para os momentos de fissura

Quando um inimigo enraivecido
confrontar-se com você por longo tempo
sem travar batalha nem abandonar sua posição,
considere-o com o maior cuidado.

Sun Tzu

Você pode estar passeando, trabalhando, lendo, assistindo a um filme, não importa a situação, a *necessidade* de fumar não escolhe hora nem lugar. Essa fissura costuma surgir já no primeiro ou segundo dia sem fumar e posiciona-se de surpresa. Rufa os tambores de ataque, range os dentes e olha nos seus olhos. Paralisa-o da mesma forma que uma cobra faz com sua presa. Uma atitude errada e você sucumbe.

As sensações que os momentos de fissura podem provocar são indescritíveis. Variam de uma simples irritabilidade a, como já dissemos, um orgasmo às avessas: calafrio, desconforto, inquietação, depressão, desespero, uma vontade de fumar incontrolável. Nas palavras de um paciente: "É uma dor psicológica muito maior que a dor física, e ninguém me entende".

Como descrever a "dor da mente"? Como fazer com que os outros entendam o que se passa?

Compartilho o "desconforto" da fissura grave de meus pacientes. Como descrevê-lo? O mais próximo é compará-lo à dor física. Leia, a seguir, trecho do livro *Um milhão de pedacinhos*, de James Frey, em que o autor descreve um tratamento de canal sem anestesia. Mergulhe nas sensações, sinta a progressão da angústia:

> *Ouço passos, recipientes sendo arrumados, alguém ergue a minha cabeça e passa o cordão de um babador pelo pescoço, prende-o com uma presilha e o ajeita sobre o livro. A cadeira vai mais para baixo e mais para trás, e colocam um travesseirinho firme sob minha nuca.*
>
> *Uma voz feminina em tom clínico:*
>
> *– Abra a boca agora.*
>
> *– Eu abro.*
>
> *– Se doer, avise.*
>
> *– Certo.*
>
> *– Agora, não se mexa.*
>
> *Não me mexo enquanto puxam meu lábio inferior e enchem o espaço entre ele e a gengiva com algodão. O mesmo procedimento é feito com meu lábio superior e minhas bochechas. Parece que minha boca está cheia de uma fibrosa terra macia e, quase imediatamente, ela se resseca. Um jato de água a umedece, mas não adianta. Está seca e continuará seca por mais jatos que apliquem.*
>
> *Recosto na cadeira; fecho os olhos, abro bem a boca, alguém me passa as bolas de tênis, recebo um jato, e ouço as palavras abafadas e o som de uma broca sendo testada. A broca é ligada e desligada, ligada e desligada.*
>
> *– Teste a lima.*
>
> *Uma lima é ligada e desligada.*
>
> *– Teste a broca secundária.*
>
> *A broca secundária é ligada e desligada, ligada e desligada.*
>
> *Sinto a presença de pessoas ao meu redor. Alguém puxa meu lábio superior suavemente, expondo a minha gengiva. Um jato cobre todos os tocos dos meus dentes.*
>
> *– Vamos lá, James.*
>
> *O jato continua, a lima é ligada. Ao se aproximar da minha boca o barulho aumenta, agudo e penetrante, ferindo os ouvidos. Começo a apertar as bolas, tento me preparar para a lima, que atinge o fragmento do meu dente*

lateral esquerdo. A lima recua um pouco, e uma dor elétrica e estridente atinge a minha boca, e a lima volta e insiste, e a dor se espalha pelo meu corpo de alto a baixo, e todos os músculos do meu corpo se dobram. Aperto as bolas, meus olhos se enchem de lágrimas, os cabelos da minha nuca se arrepiam, e meu dente dói como se a ponta de uma baioneta o penetrasse. A ponta de uma maldita baioneta.

A lima percorre todo o contorno do fragmento, enquanto eu me contraio de dor, sinto o gosto das raspas de dente na língua, e o jato de água continua, recolhe as partículas e empurra algumas para a garganta e outras para o espaço sob a língua. Continua, o polimento e o jato, as partículas e a dor, e a eletricidade constante me mantém rígido e tenso. Aperto as bolas de tênis, e meu coração bate forte e constante, como se precisasse desse suplício para provar que funciona bem. A lima pára, eu relaxo e respiro fundo. Ouço vozes macias e instrumentos sendo guardados.

– Acho que o dente está cariado, James. Preciso examinar.

O algodão em minha boca se deslocou o suficiente para que eu fale inteligivelmente.

– Então examine.

– Vai doer.

– Acabe logo com isso.

Eu me preparo, mas nunca estaria pronto para o que viria. Um instrumento afiado e pontudo tateia uma das bordas limadas do dente, encontra um buraquinho e o penetra. Uma dor elétrica me atravessa, a um trilhão de volts, branca e intensa. A baioneta tem cinco metros de comprimento, é cortante e incandescente. A dor é maior que tudo que já senti, do que tudo que já imaginei. Esmaga cada músculo, cada fibra, cada célula do meu corpo, esgotando-os. Solto um gemido, o instrumento se afasta, mas a dor fica.

(...)

Vozes abafadas, armários se abrindo e fechando, instrumentos sendo trocados. A broca é ligada. Eu espero.

A broca se aproxima, atinge meu dente, e aperto as bolas com tanta força que parece que meus dedos vão

> *quebrar, e começo a gemer. Solto um gemido contínuo, que enche meus ouvidos, para não ter de ouvir a broca, mas a ouço mesmo assim, e me concentro no som do gemido para me distrair da dor, mas não adianta. Baioneta baioneta baioneta baioneta baioneta. A broca faz um furo, e pressiona as bordas do furo, tornando-o maior, e as raspas se misturam ao jato d'água e descem pela garganta e se juntam sob a língua. Baioneta baioneta baioneta. O furo aumenta cada vez mais. Baioneta baioneta baioneta. Tem uma maldita broca na minha boca. Baioneta.*
>
> *A broca pára, a dor continua, meu gemido continua. O Doutor Stevens diz ao outro Dentista e às Enfermeiras para se apressarem, e eles se apressam. Enchem o buraco com uma espécie de massa, enxugam, enchem mais um pouco e enxugam. A massa amortece a dor do furo aberto, a dor perfurante arrefece, e uma agonia embotada e latejante se instala, e meu coração bate forte e constante, e a agonia lateja no mesmo compasso, e não me incomoda. Convivo com a agonia há tanto tempo que ela não me incomoda, batendo no compasso firme e constante do meu coração.*
>
> *Paro de gemer, abro os olhos, e por trás do lençol de lágrimas vejo uma espécie de luz azul sobre mim, focalizada na massa. A massa endurece, se fecha e chumba ao redor do furo, e ouço a lima, vejo-a se aproximando, fecho os olhos, ela atinge o dente, e as raspas químicas da massa enchem minha boca. O processo se repete. Massa, luz azul, lima. Massa, luz azul, lima. Torno-me imune a ele, imune à dor, aperto as bolas de tênis, e espero que termine, e termina.*

É apenas uma comparação, mas presta-se como forma de trazer as angústias da fissura à tona, pois o trecho descrito apresenta muita semelhança com a progressão da angústia na fissura provocada pela abstinência do tabaco, inclusive sua duração. Começa com um certo frio na espinha, uma sensação de que algo ruim está por vir, a "dor" forte e aguda, alívios momentâneos, "dor" forte, aguda e lancinante, assimilação, alívio, pequena "dor" que subitamente vai embora. Termina.

Não há exageros nisso. A dependência do cigarro pode não trazer os prazeres agudos que outras drogas proporcionam – por isso é apontada como mais leve – porém, na hora de parar de fumar, percebe-se que a dependência da nicotina é tão forte quanto a de outras drogas.

Água ou nicotina?

Um experimento ilustra bem a dependência que a nicotina provoca:

> Dois "ratinhos de laboratório" são colocados em gaiolas diferentes. Um deles recebe doses intravenosas de cocaína, o outro, de nicotina. As doses são conseguidas quando os ratinhos pressionam uma alavanca com as patas – é impressionante como eles aprendem rápido. No momento em que as cobaias passam a apresentar sinais de compulsão para obter as drogas, elas são retiradas das gaiolas e entram em abstinência das drogas e *de água*.
>
> Após um período de tempo, quando já estão desidratadas – e, portanto, com muita sede – elas são novamente colocadas nas gaiolas onde podem conseguir as drogas e água.
>
> O comportamento é surpreendente! A cobaia dependente de cocaína, ao ser colocada na gaiola, **primeiro ingere água, depois procura a cocaína**. A dependente da nicotina, **primeiro garante sua dose de nicotina, depois ingere água**.

É sabido que a cocaína tem efeitos agudos muito mais devastadores do que a nicotina, mas este experimento ilustra bem o grau de dependência que a nicotina pode provocar.

Agora, as boas notícias

- ✓ Os episódios de fissura são rápidos, duram, em média, dez minutos;
- ✓ a freqüência de surgimento diminui consideravelmente com o tempo. Após o primeiro mês sem fumar, os episódios são raros;
- ✓ não são todas as pessoas que apresentam a forma intensa de fissura; algumas dizem não sentir nada;
- ✓ a cada episódio superado, tem-se mais força para o próximo;
- ✓ as medicações diminuem sensivelmente a intensidade e a freqüência desses episódios.

Livrar-se das emboscadas do primeiro mês de combate exige muita disciplina. Apesar dos benefícios das medicações, recaídas iniciais tendem a acontecer.

Durante as crises, instala-se um conflito entre o *desejo lancinante* – que é alimentado pela emoção – e a *convicção* – que é construída a partir de valores e é alimentada pela razão. *Desejo x Convicção. Emoção x Razão.*

Viver na servidão dos *desejos* é viver como cachorros que perseguem um coelho de madeira atrelado a um carro em movimento. Nunca o alcançam. E mesmo se alcançarem, terão uma enorme decepção. O coelho é de madeira.

Viver na servidão da *razão* é viver negando os sentimentos, é tornar-se máquina. Se o desejo vencer, sucumbe-se. Se a razão vencer, posterga-se a sucumbência, já que não somos máquinas.

A saída é dar um passo atrás e desarmar o conflito. Desarmar a bomba-relógio. É o conflito que deve ser evitado. Quando a razão e a emoção são consultadas, e não confrontadas, as decisões se tornam mais equilibradas.

Ao sentir vontade de fumar, não se confronte com o desejo. Aceite-o. Mas escute também a razão. Ela mostrará que existe um desejo maior ainda a ser atendido. O desejo de viver saudável, o desejo do prazer duradouro e não o fugaz, o desejo de vencer uma dependência e de lembrá-lo: **se você fumar, a vontade passará; se não fumar, também.**

V. Cuidado com os atentados. Mantenha a vigilância

Não dependa do inimigo não vir;
dependa sobretudo de estar pronto para ele.

Sun Tzu

É comum pessoas ficarem meses ou até anos sem fumar e depois recaírem na armadilha do cigarro. E, o que é pior, geralmente passam a fumar mais do que antes.

Quando se trata de dependência, não devemos ficar pensando meses à frente. As conquistas devem ser diárias. Conhecer nossas vulnerabilidades, no entanto, torna-nos mais fortes para evitar as recaídas.

Os momentos de susceptibilidade são aqueles em que estamos nos sentindo fracos ou então muito fortes. A travessia de uma *depressão leve* é um momento típico em que estamos vulneráveis às recaídas.

A depressão enferruja as convicções construídas no processo de parar de fumar a ponto de transformá-las em pó. A razão emudece. Uma emoção deformada assume o controle. Fumar passa a ser uma questão de oportunidade: *Estava desanimado, me sentindo desamparado. Que mal maior o cigarro poderia me trazer?*

A quebra do compromisso pessoal só piora a situação. Pensamentos e frases como a anterior são brechas para que deixemos tudo de lado. Por isso, é importante que você perceba que o "tempo está ficando nublado". Quando isso ocorrer, não hesite em procurar ajuda com os familiares, amigos e seu médico.

Por outro lado, nos momentos de grandes conquistas pessoais e nas fases mais descomplicadas da vida, a susceptibilidade é fruto do sentimento de onipotência que essas ocasiões podem gerar. **Sentir-se indestrutível é estar a um passo da destruição.**

Alguns de meus pacientes que sofreram recaída nos "bons momentos" só perceberam o que fizeram um a dois dias depois da primeira tragada e, quando perceberam, era tarde, tinham voltado a fumar: – *Doutor, eu estava na festa de formatura do meu filho, tinha tomado alguns uísques e achei que uma tragada não faria nenhum mal. Só que já fumei mais de dez maços.*

O álcool costuma contribuir muito para a recaída. Uma das razões pode ser o fato de que o etanol tem efeito no cérebro contrário ao da nicotina. Esse efeito contrário funciona como um elástico: quanto mais você puxa para um lado, com mais força ele voltará para o outro. Essa é uma das razões por que se fuma mais quando bebidas alcoólicas são ingeridas. Outra, é que o álcool é um diurético – aumenta a quantidade de urina produzida – e dissolve a nicotina. Dessa forma, parte da bebida e da nicotina são eliminadas com a urina. A concentração de nicotina no cérebro diminui. Resultado: sente-se mais vontade de fumar para repor "os estoques". O ideal, portanto, seria ingerir o mínimo – senão, nada – de bebidas alcoólicas, mas reconheço que quanto mais restrições são sugeridas, maior a chance de boicote.

Estou plenamente convencido de que a manutenção das convicções que lhe fizeram parar de fumar é a grande chave para o sucesso. O famoso bom senso, que nada mais é do que a emoção e a razão equilibradas, deve sempre prevalecer.

Em seu livro *When bad things happen,* Alfred Kushner escreve que quando Moisés desceu do monte Sinai com as tábuas de pedra, nas quais Deus havia escrito os dez mandamentos, apesar do caminho íngreme e do peso das tábuas, ele as carregou sem dificuldades. No entanto, tão logo Moisés se aproximou dos israelitas que estavam na base do monte, as palavras desapareceram das pedras. Quando isto aconteceu, elas se tornaram muito pesadas para que Moisés as conseguisse segurar.

Essa história traz um importante ensinamento: podemos carregar qualquer fardo quando acreditamos no significado do que estamos fazendo. Podemos vencer qualquer dependência se mantivermos acesas as luzes que nos fizeram parar.

Apagando o cigarro

A escolha do dia

Determine qual será o "Dia D" e seja o mais fiel possível a essa data, por isso programe-a com muito realismo. Apenas tome cuidado para não escolher uma data muito distante – a sua vontade de parar de fumar pode virar fumaça.

Caso você tenha muito medo de falhar logo nos primeiros dias – os primeiros dias são os mais difíceis –, e isso faz com que fique adiando a parada, sugiro que nos três primeiros dias não conte a ninguém que parou de fumar. Após esse período, você terá mais confiança para assumir o seu compromisso em público.

Se esse não é o seu caso, conte para os familiares e amigos a sua decisão. Você ficará surpreso com o apoio dado àqueles que decidem parar de fumar.

O dia 1

Apesar do que se apregoa, minha experiência mostra que esse não é o pior dia.

Os momentos de fissura virão fortes, entretanto estamos muito perto das convicções que motivaram a parada, o que parece diluir a "reclamação" dos neurônios. Entretanto, algumas dicas são importantes para esse dia:

- ✓ não mude a sua rotina. A única abstinência que você deve ter é a do cigarro. Se você dava uma "paradinha" nos seus afazeres para fumar, continue dando esse intervalo. Não se prive da conversa gostosa que acontece com os fumantes amigos; é importante que você comece a perceber que a ausência do cigarro não tem o poder de tirar o prazer das pequenas coisas do seu dia-a-dia;
- ✓ você se perceberá levando a mão ao bolso para pegar um cigarro e sentirá uma fisgada no peito ao lembrar que não é mais um fumante. Os minutos que se seguem parecerão incompletos. Essa sensação é **normal**. Eu lhe asseguro que esses momentos serão cada vez menos freqüentes. Com o tempo, a sensação de ter parado de fumar, essa sim, lhe trará um sentimento de completude;
- ✓ muito cuidado para não iniciar um novo hábito de levar a mão à boca, agora, com doces – principalmente o chocolate. Uma boa dica é manter ao seu alcance uma garrafinha de água – a sua nova companheira nos próximos meses. Dê pequenos goles – caso contrário você não poderá nem mais ouvir falar de água. Essa medida, além de resolver o problema da mão e da boca, ajudará no processo de desintoxicação do organismo;
- ✓ se mastigar for indispensável, opte por alimentos de baixíssima caloria, como a cenoura e balas sem açúcar.

O dia 2

Se o seu coração e seus pulmões pudessem falar, eles estariam gritando de alegria. Se o seu cérebro pudesse falar, ele estaria resmungando como um velho rabugento.

Esse costuma ser um dia em que a novidade e a parabenização que você recebeu por ter parado de fumar começam a virar contra você. As pessoas parecem olhá-lo com um ar de quem está dizendo: *duvido que ele vá conseguir!* Não dê ouvidos a esse lado rabugento do seu cérebro, ele não sabe o que está dizendo. Nesta fase, a falta de nicotina começa a mostrar os seus dentes.

Ao se perceber irritado com pequenas situações que antes eram facilmente manejáveis, pare e respire. Flexibilize lembrando da sua capacidade para lidar com situações parecidas. A abstinência de nicotina está rufando seus tambores, mas é você quem deixará, ou não, que ela assuma o comando e ordene uma tragada.

O dia 3

A sensação desse dia é a de estar "perto do cume", mas sem energia para escalá-lo. A irritabilidade e as fissuras tendem a ser mais intensas. Não negue a vontade de fumar. Aceite-a. Isso não significa que você irá fumar. Impedir que a vontade venha é impossível; agora, o que você fará com ela depende única e exclusivamente de você. Lembre-se de que se você fumar a vontade passará; se não fumar, também.

Esse é um excelente dia para dissolver sua energia andando ou assistindo a um bom filme. Ultrapassar a marca do terceiro dia é uma enorme conquista.

O fim da primeira semana

Várias mudanças estão ocorrendo em seu organismo: as artérias estão mais relaxadas e abertas, o fluxo sangüíneo está favorecido, a oxigenação está mais eficiente, a irritação dos brônquios está desaparecendo... Preencheríamos um outro livro apenas para descrever as mudanças positivas que ocorreram em seu organismo em tão pouco tempo sem o cigarro. Entretanto, não devemos apoiar nossas convicções de abstinência pensando apenas nessas modificações. Primeiro, porque a maioria delas nem é perceptível; segundo, porque nos momentos de fissura a última coisa em que se pensa é se a pele está mais rosada ou não. Devemos ter muito cuidado com as expectativas de grandes melhorias em nosso organismo. É certo que elas ocorrerão, mas não em uma semana. Os resultados serão colhidos em anos.

Apesar dos momentos de fissura estarem mais brandos e espaçados, a nicotina está apenas dando uma trégua. Estamos, ainda, longe de livrarmos completamente o cérebro da prisão da dependência. A guerra continua.

As semanas seguintes

Nesse período, já se percebe que a vida prossegue normalmente sem o cigarro, com os altos e baixos normais de qualquer vida. A diferença é que os momentos de baixa parecerão mais difíceis sem o cigarro – por um longo tempo o cérebro foi acostumado a receber fartas doses de nicotina nesses momentos. Essa é uma zona de vulnerabilidade que demanda extrema vigilância. A flexibilização que se deve perseguir é a racionalização do real poder da nicotina em nossas capacidades. Como vimos nas páginas deste livro, o prazer que a nicotina proporciona é, em grande parte, aliviar o desconforto que a falta dela provoca. E no caso da instalação de um processo depressivo, o tratamento, definitivamente, não é com nicotina. Um médico deverá ser consultado, pois o controle da depressão, nos dias de hoje, é regra e não exceção.

Alguns momentos de alta parecerão incompletos sem o cigarro – essas situações também foram saboreadas com muita nicotina. Nessas ocasiões, deve-se completar a alegria com a satisfação de não ser um prisioneiro do cigarro e é preciso muito cuidado para que não ocorra a distorção de acreditar que você não está sendo livre por "não fumar a hora que lhe der vontade". Não fumar quando se está com vontade de fumar é uma opção que demanda uma total liberdade. Não conseguir atender a sua mais profunda convicção – mesmo que ela esteja embaçada pela vontade de nicotina – não é ser livre. É ser prisioneiro de uma dependência.

E se eu recair?

As recaídas não devem ser encaradas como uma derrota definitiva, mas apenas uma batalha perdida. Vários ex-fumantes não conseguiram sua liberdade na primeira tentativa. O que precisa ser analisado são as razões da recaída. Serão essas razões que deverão ser dissolvidas ou contornadas na próxima tentativa.

Todos os avanços pessoais nascem do ciclo: erros – aprendizado – acertos. Vencer a dependência da nicotina não é diferente.

Apêndice A

Abaixo, seguem algumas informações sobre as principais terapias disponíveis para auxiliar um fumante a parar de fumar.

Terapia de reposição de nicotina (TRN)

As terapias de reposição de nicotina atualmente disponíveis no Brasil são feitas por meio de chicletes e adesivos corpóreos. Apesar de serem vendidas sem receituário médico, é recomendável que elas sejam usadas somente com o estreito acompanhamento de um profissional da medicina.

O princípio geral da TRN é a diminuição lenta e gradual – geralmente de 10 a 14 semanas – da oferta de nicotina ao organismo. Isso faz com que os desconfortos do período inicial de abstinência sejam mais toleráveis.

As dosagens dependem de vários fatores, como quantidade de cigarros fumados por dia, quantidade média de tragadas por cigarro, momentos preferenciais em que se fuma, entre outros.

Algumas precauções

A TRN não deve ser usada nas seguintes situações:

- ✓ se ainda estiver fumando,
- ✓ em não-fumantes,
- ✓ logo após ataques cardíacos (infarto do miocárdio) e derrames cerebrais,
- ✓ arritmias cardíacas severas,
- ✓ alergias severas a qualquer um dos ingredientes usados na reposição de nicotina.

Algumas situações em que a TRN **pode ser usada com muita precaução e severo controle:**

- ✓ diabetes,
- ✓ hipertensão arterial (pressão alta),
- ✓ angina,
- ✓ hipertireoidismo,
- ✓ gastrite,
- ✓ úlcera gástrica,
- ✓ esofagites,
- ✓ inflamações na boca e garganta,
- ✓ alergias aos ingredientes usados na reposição de nicotina,
- ✓ problemas circulatórios,
- ✓ alterações na função dos rins e/ou fígado,
- ✓ tumor nas glândulas adrenais,
- ✓ gravidez e lactação.

Alguns efeitos colaterais relatados por pacientes (atenção: isto não quer dizer que você obrigatoriamente os terá!):

- ✓ dores de cabeça,
- ✓ náuseas,
- ✓ tontura,
- ✓ secura de boca,

- ✓ irritação de garganta ou pele, dependendo do tipo de reposição utilizada,
- ✓ sonhos anormais.

Lembre-se que você já fazia uso da nicotina na forma de cigarros; por isso, nas doses ideais, esses sintomas são raros.

Efeito da retirada de nicotina sobre drogas

A nicotina e alguns outros componentes do tabaco interferem no metabolismo de alguns medicamentos; logo, quando se pára de fumar e a nicotina é retirada do sangue, a concentração desses medicamentos pode sofrer alterações e interferir no tratamento para o qual são indicados. **Se você estiver tomando algum medicamento, informe seu médico.**

Abaixo estão listados alguns nomes genéricos de drogas que podem sofrer essas alterações:

- ✓ teofilina,
- ✓ anti-histamínicos,
- ✓ clozapina,
- ✓ olanzepina,
- ✓ benzodiazepínicos,
- ✓ betabloqueadores, como o propranolol,
- ✓ alguns antidepressivos,
- ✓ insulina.

Bupropiona

A bupropiona é um antidepressivo utilizado com bastante sucesso na terapia antitabagista. O seu completo mecanismo de ação na diminuição da síndrome de abstinência ainda é desconhecido, mas acredita-se que esteja relacionado com o aumento de dopamina nas sinapses.

A duração do tratamento varia de três a seis meses, dependendo da gravidade dos sintomas de abstinência. Essa medicação só pode ser vendida com retenção de receita médica controlada.

Algumas precauções

A bupropiona **não** deve ser usada nos seguintes casos:

- ✓ epilepsia,
- ✓ convulsões,
- ✓ em uso concomitante com antidepressivos denominados inibidores da monoamino oxidase,
- ✓ anorexia nervosa,
- ✓ bulimia nervosa,
- ✓ gravidez e lactação,
- ✓ alergia a qualquer ingrediente da fórmula.

Algumas situações em que a bupropiona **pode ser usada com muita precaução e severo controle:**

- ✓ abuso de álcool,
- ✓ alterações na função dos rins e fígado,
- ✓ diabetes,
- ✓ transtorno de humor bipolar,
- ✓ pessoas que sofreram traumatismos cranianos,
- ✓ hipertensos (pressão alta),
- ✓ tumores cerebrais,
- ✓ menores de 18 anos,
- ✓ alergias fracas.

Alguns efeitos colaterais relatados por pacientes (atenção: isto não quer dizer que você obrigatoriamente os terá!):

- ✓ agitação,
- ✓ dores de cabeça,
- ✓ insônia,
- ✓ náuseas,
- ✓ sudorese (aumento de suor),
- ✓ constipação,
- ✓ boca seca,
- ✓ ansiedade,
- ✓ aumento da freqüência cardíaca,
- ✓ tonturas.

Medicamentos que podem sofrer interferências com o uso da bupropiona

Informe seu médico se estiver usando os seguintes medicamentos (nomes genéricos):

- ✓ antipsicóticos,
- ✓ antidepressivos,
- ✓ corticóides,
- ✓ teofilina,
- ✓ antimaláricos,
- ✓ tramadol,
- ✓ anti-histamínicos,
- ✓ estimulantes,
- ✓ carbamazepina,
- ✓ fenobarbital,
- ✓ ácido valpróico,
- ✓ cimetidina.

Apêndice B

Abaixo, alguns sites de interesse para aqueles que se interessam sobre o tema tabagismo.

Nacionais

www.inca.gov.br/tabagismo

http://prevencao.cardiol.br/antitabagismo/antitabagismo.htm

Internacionais

www.givingupsmoking.co.uk

www.quit.org.uk

e-mail do autor:

celsomed@terra.com.br